Ellen Ertner
Traudel Ertner

AYURVEDISCHES HEILFASTEN

Ellen Ertner
Traudel Ertner

AYURVEDISCHES HEILFASTEN

ENTGIFTUNG FÜR KÖRPER, GEIST UND SEELE

nymphenburger

Inhalt

Vorwort

Heilfasten ist eine wunderbare Methode, um Körper, Geist und Seele neue Kraft zu verleihen. Wer sich in seiner Haut nicht wohlfühlt, unausgeglichen ist oder über ein schwaches Immunsystem verfügt, dem gibt Ayurveda ein wirkungsvolles Konzept zur Entgiftung und damit zur Heilung an die Hand.

Ayurveda ist eine Wissenschaft mit vielen Einsatzmöglichkeiten und effektiven Wirkungsweisen, die in allen Bereichen unseres Lebens einfach in den Alltag integriert werden kann.

Als ganzheitliche Heilkunde hat diese alte Lehre in den Naturheilpraxen, Wellness-Instituten und anderen Gesundheitsbereichen ihren festen Platz gefunden, da das Interesse an Ayurveda im Laufe der Jahre größer geworden ist. Unsere langjährige Zusammenarbeit als Ayurveda-Spezialistin und Heilpraktikerin hat uns durch zahlreiche Heilungs- und Beratungserfolge immer wieder in dieser Meinung bestärkt.

Mit ganzheitlichem Ansatz leiten wir seit vielen Jahren ayurvedische Fastenkurse in unserer Praxis. Viele unserer Teilnehmer haben uns dazu ermuntert, unsere Anleitungen, Rezepte und Erfahrungen zu veröffentlichen, um mehr Menschen mit dem heilsamen Wissen des Ayurveda zu erreichen. Mit diesem Buch möchten

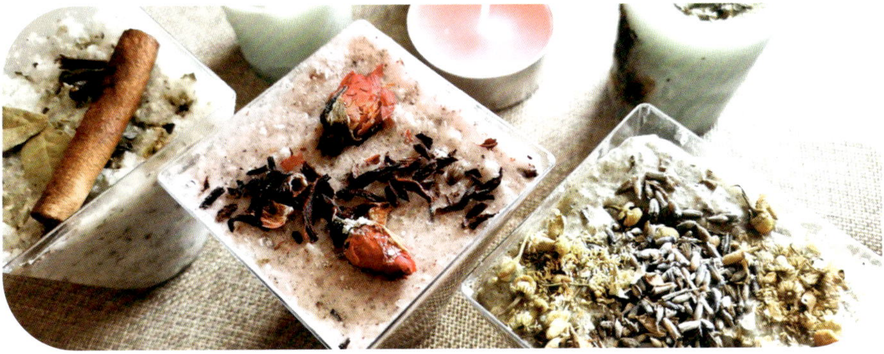

wir all jenen eine praktische und verständliche Anleitung zum ayurvedischen Heilfasten geben, die bereit sind, einen neuen Weg des Heilens und Entgiftens auszuprobieren. Wer sich auf diese Erfahrung einlässt, setzt einen Prozess in Gang, der die Körperenergien ausgleicht, den Stoffwechsel anregt, Gifte abbaut, somit das Immunsystem stärkt, eine schöne Ausstrahlung verleiht und gleichzeitig sowohl für seelische als auch geistige Ausgeglichenheit sorgt.

Das Buch ist in vier übersichtliche Teile gegliedert: Im ersten Teil gehen wir kurz auf die Grundlagen des Ayurveda ein, im zweiten Teil geben wir Ihnen die Anleitung zum Fasten, im dritten Teil erfahren Sie, wie man Ayurveda auch außerhalb der Fastentage für ein gesundes Leben in seinen Alltag integrieren kann, und im vierten Teil erhalten Sie noch ein paar praktische Informationen.

Da jedes Fasten ein Lernprozess und Neubeginn ist, bringt dies eine Chance mit sich, für die Zukunft eine bewusstere Körperwahrnehmung zu entwickeln und das Wohlbefinden zu steigern.

An dieser Stelle ein herzliches Dankeschön an unsere vielen Leser, die es möglich gemacht haben, dass dieses Buch nunmehr in 3. Auflage erscheint.

Hier ein uns ganz wichtiges Zitat aus den alten Schriften des Ayurveda:

»Ziel des Lebens ist die Ausdehnung von Zufriedenheit und Glück.«

In diesem Sinne
herzlichst

Ellen Ertner
Traudel Ertner

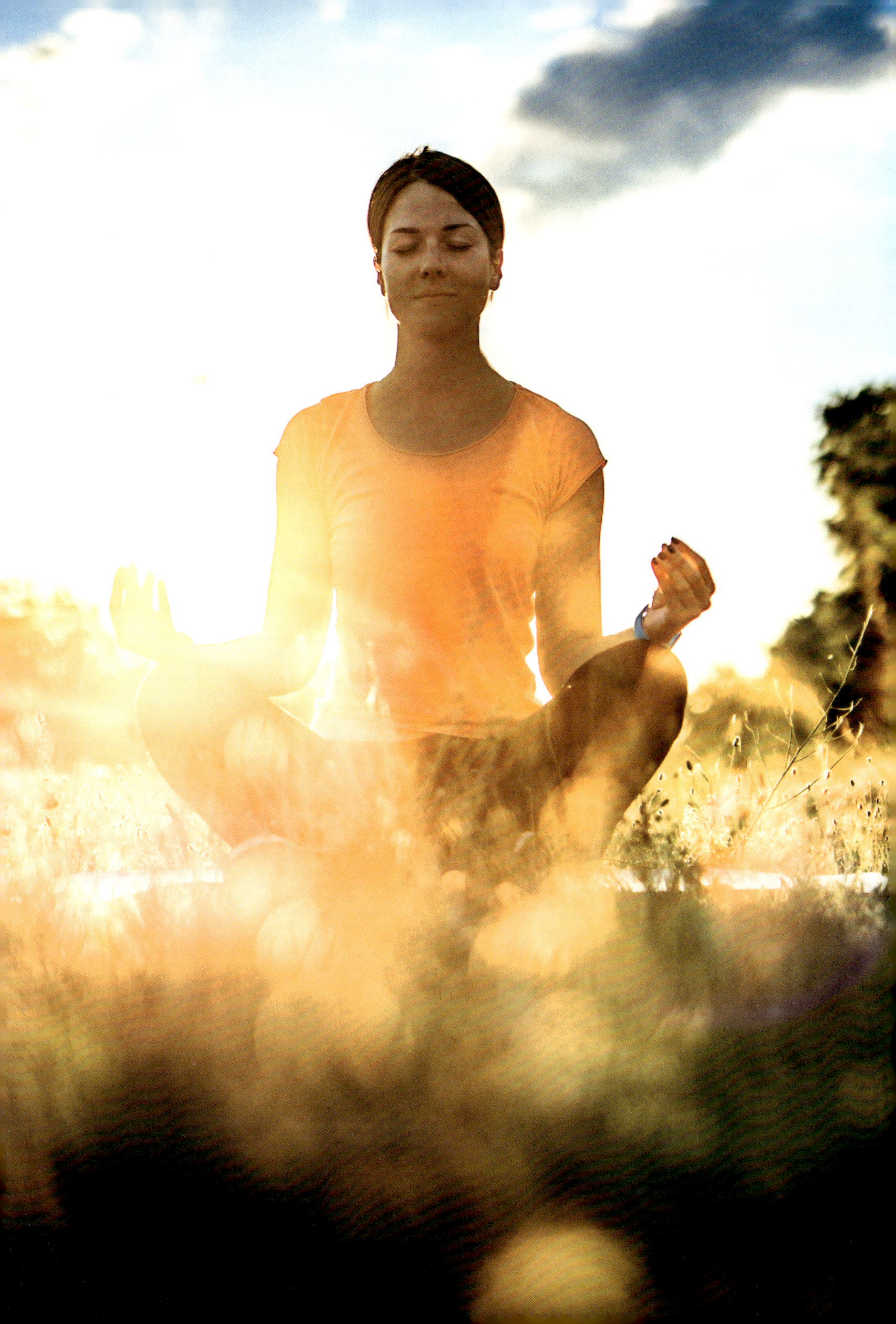

DIE GRUNDLAGEN DES AYURVEDA

Ayurveda – das Wissen vom langen Leben

Ayurveda ist eine ganzheitliche Gesundheitslehre aus Indien. Der Name kommt aus dem Sanskrit und besteht aus zwei zusammengesetzten Wörtern: Ayus bedeutet »Leben« und Veda »Wissen« oder auch »Lernen«. Übersetzt heißt Ayurveda also »die Wissenschaft vom Leben«.

Der Ursprung des Ayurveda sind die Veden, die ältesten schriftlichen Aufzeichnungen Indiens, die ungefähr 2000 Jahre alt sind. Es heißt in ihnen, dass sie von Brahma, dem Schöpfer des Weltalls, stammen. Er übergab sie mithilfe von Meditation den Rishis, den alten Sehern der Weisheit. Es ist ein schönes Bild, wenn man sich vorstellt, wie diese Weisen am Rande des Himalaya saßen, unter hohen Kiefernadelbäumen meditierten und das Wissen, das zum Ayurveda wurde, empfingen.

Von Generation zu Generation wurde dieses Wissen in Form metrischer Gesänge weitergegeben. Am Anfang war es eine mehr magisch-religiöse Betrachtungsweise, die im Laufe der Jahrhunderte durch Gelehrte auf eine wissenschaftliche und logische Basis gebracht wurde.

Die ayurvedische Lehre wird heute noch immer weiterentwickelt und entsprechend werden das Wissen, die Schulungen und Therapien auch an den Lebensstil und die Gegebenheiten in den westlichen Ländern angepasst. Denn die alten Inder benutzten, was ihnen zur Verfügung stand, und wir müssen nehmen, was uns geboten ist.

Ayurveda ist mehr als eine klassische medizinische Lehre, denn es vermittelt uns Methoden für einen gesunden Lebensstil und die Heilung von Krankheiten im Sinne einer ganzheitlichen Heilkunde. Es beurteilt den menschlichen Organismus primär als untrennbare Einheit und sekundär nach Organen und Systemen. Ayurveda setzt sich mit den verschiedenen Einflüssen auf das menschliche Leben auseinander, mit ihren positiven oder negativen Wirkungsweisen. Es werden alle Lebensbereiche und deren harmonisches Zusammenspiel berücksichtigt. Entsprechend vielschichtig kann ein Diagnoseverfahren im Falle einer Therapie sein.

Ayurveda bietet uns ein klares System von Konzepten und Prinzipien, ein Verständnis der Naturgesetze, das für uns von unschätzbarem Wert ist. Es beinhaltet genaue Anweisungen, mit welchen Mitteln jeder Mensch für sein körperliches und seelisches Wohlergehen sorgen kann. Denn vollkommene Gesundheit ist nur möglich, wenn Körper, Geist und Seele im Einklang sind.

Gesundheit bedeutet in dieser alten indischen Heilkunde innere Harmonie, Ausgeglichenheit und Zufriedenheit und entspricht darin der Definition der Weltgesundheitsorganisation: »Gesundheit ist ein Zustand vollkommenen körperlichen, geistigen und sozialen Wohlbefindens.« Spürt der Mensch die Verbundenheit mit dem Kosmos und fühlt seine Ganzheit, ist er im Gleichgewicht und damit gesund.

IM EINZELNEN UMFASST DER AYURVEDISCHE GESUNDHEITS-BEGRIFF FOLGENDE PUNKTE:

- das Gleichgewicht der drei Bioenergien,
- eine ausgeprägte Verdauungskraft,
- eine gute Funktionsweise der Körpergewebe (dadurch werden dem Körper größtmöglicher Halt und Stärke verliehen und die gewebespezifischen Stoffwechselprozesse unterstützt, z. B. der Haar- und Nagelaufbau),
- eine funktionierende Ausscheidung,
- eine ausgeglichene Psychosomatik,
- ein harmonisches Miteinander von Körper (besonders Sinnesorganen), Geist und Seele.

Vielversprechende Einsatzmöglichkeiten der indischen Heilkunde sind besonders bei Stoffwechselerkrankungen, bei psychosomatischen und chronischen Leiden, Allergien oder als Ergänzung zur Schulmedizin, z. B. nach Operationen, um die Abwehrkräfte zu stärken oder Narben zu behandeln, gegeben.
Ganz besonders aber ist Ayurvdeda eine Lehre zum Vorbeugen von Krankheiten. Die ayurvedischen Behandlungsweisen kommen einer umfassenden Lebenstherapie gleich. Sämtliche Verfahren zielen darauf ab, dass nicht nur körperlich, sondern auch auf geistig-seelischer Ebene ein Umdenken stattfindet.

Vata, Pitta, Kapha – die drei Bioenergien

Basis der ayurvedischen Lehre sind die fünf Elemente (Pancha Maha Bhuta): Äther, Luft, Feuer, Wasser und Erde. Sie verkörpern die festen, flüssigen, strahlenden, gasförmigen und ätherischen Formen der Materie, auf grober und auch auf feinstofflicher Ebene. Alle Dinge und Wesen des Universums sind aus ihnen gebildet, auch wir Menschen.
Die fünf »Bausteine des Lebens« werden im Ayurveda zu drei Bioenergien, den sogenannten »Doshas«, zusammengefasst: Vata, Pitta und Kapha. Jeder dieser Energien werden besondere Eigenschaften zugesprochen, die eine wichtige Rolle spielen.

Vata

Vata heißt übersetzt »Wind« und besteht aus den Elementen Äther und Luft.

Vata verkörpert das Bewegungsprinzip in unserem Körper und beeinflusst folgende Vorgänge:

- die Bewegung des Atems,
- die Bewegung der Gedanken,
- das Sprechen,
- den Herzschlag,
- den Kreislauf,
- alle Ausscheidungsprozesse,
- die einzelnen Impulse in den Nervenzellen.

Vata hat die Eigenschaften:
kalt, trocken, leicht, rau, beweglich, klar.

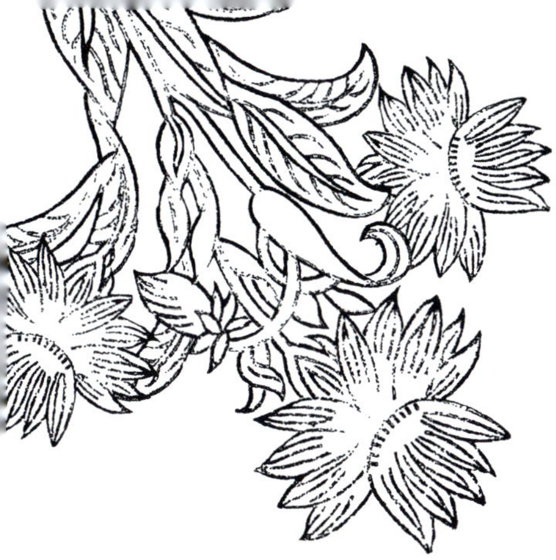

Pitta

Pitta ist das Feuerelement mit einem geringen Anteil des Wasserelements.

Pitta ist die Umsetzungskraft in unserem Körper und beeinflusst folgende Bereiche:

- das Verdauungs- und
- Enzymsystem,
- unsere geistige Umsetzungskraft,
- den Stoffwechsel,
- unsere Körpertemperatur.

Pitta hat die Eigenschaften:
heiß, scharf, ölig, sauer, leicht flüssig.

Kapha

Kapha besteht aus den Elementen Wasser und Erde.

Kapha entspricht dem Prinzip der Struktur, der aufbauenden und erhaltenden Wirkkraft, und beeinflusst folgende Faktoren:

- die Stabilität,
- den Knochenaufbau,
- das Immunsystem,
- das Lymphsystem.

Kapha hat die Eigenschaften:
kalt, schwer, süß, fest, ölig, wässrig.

Jedes Lebewesen ist eine einzigartige Mischung aus Vata, Pitta und Kapha. Die drei Bioenergien bestimmen unseren Gesundheitszustand und unsere äußere Erscheinung ebenso wie unsere geistigen Fähigkeiten und das persönliche Seelenmuster. Die Zusammensetzung der drei Energien, die sogenannte »Konstitution«, ist ganz individuell, denn jeder von uns ist anders. Sie wird mit der Empfängnis bestimmt, ist also genetisch bedingt. Wie die Energien im Einzelfall verteilt sind, hängt aber auch mit unserer Lebensweise und äußeren Faktoren zusammen.

Für unser körperliches, seelisches und geistiges Wohlbefinden ist es wichtig, dass die einzelnen Energien nicht nur stabil in sich ruhen, sondern auch mit den anderen in Balance sind. Wetter, Stress oder z.B. falsche Ernährung können die Harmonie jedoch stören und im schlimmsten Fall sogar zu ernsten Erkrankungen führen. Daher ist das Wissen um die Eigenschaften der Bioenergien von großem Nutzen, wenn es darum geht, ein Ungleichgewicht mit entgegenwirkenden Maßnahmen auszugleichen und eine Stabilisierung zu erreichen.

Für den ayurvedischen Alltag ist die Bestimmung der Konstitution sehr wichtig, doch dazu kommen wir im dritten Teil des Buches (siehe S. 82 ff.) ausführlicher, denn das Heilfasten läuft für alle Konstitutionstypen gleich ab.

Agni – das Verdauungsfeuer

Grundvoraussetzung für unsere Gesundheit ist ein funktionierender Stoffwechsel. Die alles entscheidende Rolle spielt dabei das Verdauungsfeuer, das sogenannte »Agni«. Wörtlich übersetzt heißt Agni: »brennen«, »umwandeln«, »wahrnehmen«.

Agni hat alle Eigenschaften des Elements Feuer: heiß, trocken, leicht, feinstofflich, beweglich, es durchdringt alles. Es wird von scharfen, stark riechenden Gewürzen wie Ingwer oder schwarzem Pfeffer verstärkt, da sie verwandte Eigenschaften haben.

Das Verdauungsfeuer hat seinen Hauptsitz im Oberbauch und in der Leber. Doch als »Lebensfeuer« ist es auch in jeder Zelle vorhanden.

Wenn das Agni gesund ist, wird die Nahrung bestmöglich abgebaut und der Körper ideal versorgt. Wie ein echtes Feuer verbrennen die Verdauungsfunktionen von Agni unsere Speisen. Ein gut funktionierendes Verdauungsfeuer ist die Grundlage für unser Wohlbefinden. Es verleiht uns Gesundheit, einen ausgeglichenen Geist, Energie, Ausstrahlung und ist somit für die Reinheit von Körper, Geist und Seele verantwortlich. Je nach Konstitution oder Lebensweise kann dieses Feuer eher groß, klein, beständig oder wechselhaft sein.

DAS AYURVEDA KENNT 13 TYPEN VON AGNI:

Jatharagni oder das zentrale Verdauungsfeuer ist die wichtigste Form des Feuers und der Verdauungskraft im Körper. Es verleiht seine Energie allen Sekreten und Enzymen, die am Verdauungsvorgang im Magen und Darm beteiligt sind.

Die fünf Bhutagnis oder Elementfeuer sitzen in der Leber und wandeln die verdaute Nahrung in die fünf Elemente um, die zum Aufbau der Körpergewebe benötigt werden. Wenn ihre Funktion gestört ist, wird das betreffende Element im Körper nicht gebildet.

Die sieben Dhatuagnis oder Gewebefeuer sind jeweils zur Bildung einer Gewebeform nötig: Plasma, Blut/Hämoglobinanteil, Muskeln, Fett, Knochen, Nerven, Knochenmark und Fortpflanzungsgewebe. Sie sind für den Gewebestoffwechsel verantwortlich. Wenn sie zu schwach sind, wird zu viel Gewebe von minderer Qualität gebildet; wenn sie zu stark sind, entsteht nicht genug Gewebe.

Das Agni ist nur dann voll funktionsfähig, wenn die Bioenergien und auch die Psyche im Gleichgewicht sind. Regelmäßiger und guter Appetit bei guter Verdauung sind wichtige Anzeichen von Gesundheit. Eine falsche Ernährungs- und Verhaltensweise kann sowohl die Bioenergien als auch das Agni aus dem Gleichgewicht bringen. Fast alle Erkrankungen werden von Störungen des Verdauungsfeuers verursacht. Bei der Behandlung versucht der Ayurveda-Arzt daher, das Agni durch richtige Ernährung, Bewegung, Yoga und durch die Kontrolle des Geistes zu stärken.

Das Agni sorgt für einen reibungslosen Stoffwechsel, bei dem Gifte und Schlacken, sogenannte »Ama«, die der Körper nicht verwerten kann, ausgeschieden werden. Wenn das Agni zu schwach ist, werden die Nahrungsmittel nicht vollständig verbrannt und die Ama bleiben im Körper. Die unverwerteten Abfallprodukte lagern sich in den Körpergeweben ab. Grund dafür ist vor allem, dass wir das Verdauungssystem mit zu viel Nahrung, zu schwerer Nahrung und Nahrung zur falschen Zeit überlasten. Die Ansammlung von Ama kann wie das Ungleichgewicht von Agni oder den Bioenergien eine Ursache für Krankheiten sein.

Das Beispiel eines brennenden Kaminfeuers veranschaulicht gut den Effekt eines schlecht funktionierenden Agni: Wird kein Holz (keine Nahrung) nachgelegt, erlischt das Feuer, es entsteht keine Wärme mehr (der Stoffwechsel erlahmt). Wird schlechtes Holz (also schwer verdauliche Nahrung) aufgelegt, erlöscht das Feuer frühzeitig und es bleibt verkohltes Brennmaterial (Schlacken und Giftstoffe) zurück und der Kamin (die kleinen Körperkanäle) verschlackt. Wird zu viel Holz aufgelegt (zu viel Nahrung), erlischt das Feuer ebenfalls.

So bleiben auch die unverdauten Nahrungssubstanzen in unserem Organismus und können nicht ausgeschieden werden. Giftstoffe verschiedenster Formen sind die Folge und es kommt im Darm zu Gärungs- und Fäulnisprozessen. Pilze, Viren und Bakterien können sich ansiedeln. Ama wandert vorrangig ins Fettgewebe und in die Gelenke, unser Körper verschlackt.

FOLGENDE ANZEICHEN WEISEN AUF EIN GESCHWÄCHTES VERDAUUNGSFEUER UND ANGESAMMELTE GIFTSTOFFE HIN:

Auf der körperlichen Ebene:

- Appetitlosigkeit,
- Zungenbelag,
- Mundgeruch,
- übel riechende Ausscheidungen,
- Verstopfung oder Durchfall,
- Blähungen,
- Völlegefühl,
- Über- oder Untergewicht,
- Kopfweh,
- Müdigkeit,
- vermehrte Schleimbildung,
- fahler Teint,
- stumpfe Augen,
- Schwindel,
- allgemeine Schwäche.

Auf der emotionalen Ebene:

- Antriebslosigkeit,
- mangelnde Kreativität,
- geringes Durchsetzungsvermögen,
- Lethargie,
- Depressionen,
- Reizbarkeit,
- mühevolles Erwachen.

Die im Westen bekannte Redewendung »Der Mensch ist, was er isst« müsste eher lauten: »Der Mensch ist, wie er verdaut«. Was nützt gesunde, vollwertige Nahrung, wenn sie wegen einem geschwächten Agni nicht richtig verdaut werden kann? Deshalb ist die Pflege des Verdauungsfeuers für unsere Gesundheit, Ausstrahlung und Lebensfreude ganz wichtig.

DAS AYURVEDISCHE HEILFASTEN

Mit ayurvedischem Heilfasten Körper, Geist und Seele reinigen

Ziel des ayurvedischen Heilfastens ist die Wiederherstellung einer starken Verdauungskraft bei gleichzeitiger Verminderung von Giftstoffen. Die Kur befreit den Organismus von Schlacken, der Stoffwechsel wird angekurbelt, Körper, Geist und Seele werden gereinigt.

Das ayurvedische Heilfasten ist keine Diät, sondern dient der Gesundheit, trotzdem geht normalerweise mit dem Verfahren ein gewisser Gewichtsverlust einher. Im Ayurveda wird das reine Fasten, bei dem komplett auf feste Nahrung verzichtet wird, nicht empfohlen, da dann das Verdauungsfeuer ruht und nachhaltig geschwächt werden kann. Im Gegensatz dazu entfacht die Methode des Teilfastens, die ein geringes, bekömmliches Nahrungsangebot beinhaltet, das Verdauungsfeuer und verbrennt Schlacken und Toxine.

Der Vorteil des ayurvedischen Heilfastens besteht darin, dass nur fünf Tage gefastet wird und dass es problemlos in den Alltag integriert werden kann. Drei Tage vorher und drei Tage nachher sind die Entlastungs- und Aufbautage zu beachten. Während der Fastenwoche kann man ganz normal arbeiten oder seinem üblichen Tagesablauf folgen. Trotzdem ist es wichtig, dass man sich währenddessen viel Zeit für sich nimmt, um die Prozesse, die durch das Fasten eingeleitet werden, zuzulassen und zu verarbeiten, denn Fasten ist auch immer ein Weg zu größerer Bewusstheit. Die Zeit des Fastens bietet sich dazu an, sich mit seiner Seele zu beschäftigen, Gefühle und Stimmungen bewusst wahrzunehmen und sich mit dem auseinanderzusetzen, was wir normalerweise durch Essen überdecken.

Natürlich lenkt der Alltag von tieferen Fastenerfahrungen ab und ist nicht zu vergleichen mit einem Aufenthalt in einem Ayurveda-Kur-Zentrum. Deshalb ist es wichtig, sich in dieser Woche mehr Zeit für Spaziergänge und zum Ruhen und Entspannen zu nehmen. Es wird auch empfohlen, angenehme Termine in die Fastenwoche zu verlegen, z. B. einen Termin für eine Ayurveda-Massage oder einen Saunabesuch. Eben alles, was Ihrer Seele in dieser Zeit guttut.

Im Ayurveda rät man dazu, zwei Mal im Jahr zu fasten. Wer so viele Kräfte wie möglich für seine Reinigungsphase nutzen möchte, sollte beim Wechsel der Jahreszeiten im März/April oder September/Oktober, bei Vollmond, Neumond oder abnehmendem Mond fasten, da diese Phasen die Reinigungswirkung unterstützen.

Geeignet ist das hier beschriebene Fastenprogramm grundsätzlich für jeden. Nur im Falle einer Schwangerschaft sollten Sie auf keinen Fall fasten! Sollten Sie Medikamente einnehmen, unter gesundheitlichen Einschränkungen oder relevanten Allergien leiden, halten Sie vorab bitte Rücksprache mit Ihrem Arzt oder Heilpraktiker.

Obwohl das ayurvedische Heilfasten eine sehr sanfte Form der Reinigung und des Entschlackens ist, kann es unter Umständen zu Beschwerden oder unverhältnismäßigem Unwohlsein kommen. Konsultieren Sie bitte auch in diesem Fall Ihren Arzt oder Heilpraktiker und brechen Sie das Fasten gegebenenfalls ab.

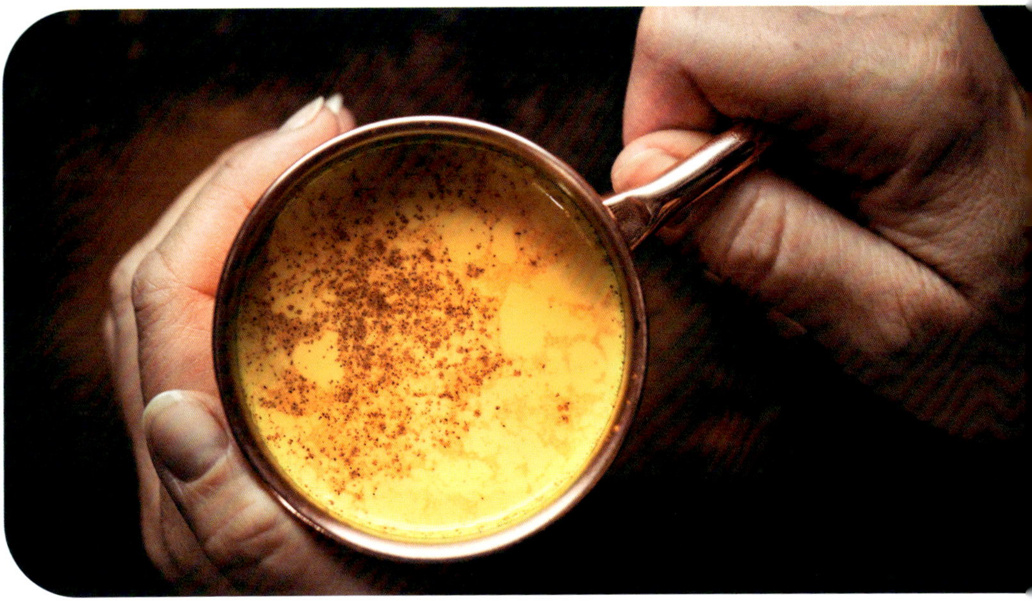

ABLAUF DER AYURVEDISCHEN FASTENKUR:

DREI ENTLASTUNGSTAGE

Auf schwere, kalte und rohe Nahrungsmittel wird verzichtet;
am dritten Tag werden die Fastentage mit einer abführenden Maßnahme eingeleitet.

FÜNF FASTENTAGE

Der Tag beginnt mit einem Entgiftungstrunk;
mittags gibt es eine warme Mahlzeit;
unterstützend werden Körpermassagen, -ölungen und Yogaübungen durchgeführt.

DREI AUFBAUTAGE

Auf schwere, kalte und rohe Nahrungsmittel wird verzichtet.

Während der gesamten Kur sollten jeden Tag zwischen zwei und drei Liter heiße oder warme Flüssigkeit getrunken werden.

Ernährung während der fünf Fastentage

Die konkrete Beschreibung der einzelnen Fastentage erfolgt ab Seite 40, doch es gibt einige Besonderheiten bezüglich der Ernährung, die es während des Fastens zu beachten gilt.

Getränke

Die einzelnen Fastentage beginnen Sie jeweils mit einem anregenden Entgiftungscocktail.

Entgiftungscocktail

Trinken Sie direkt nach dem Aufstehen ein Glas warmes Wasser, das Sie mit 1 TL Zitronen- oder Limettensaft und 1 TL Honig verrührt haben.
Das bringt den Kreislauf in Schwung, trägt dazu bei, den Stoffwechsel anzuregen, und schmeckt auch noch gut. Gönnen Sie sich für diese Woche den besten Honig!

Versuchen Sie, insgesamt ca. drei Liter heiße oder warme Flüssigkeit täglich zu trinken. Dies aktiviert die Stoffwechselprozesse und unterstützt die Entschlackung. Bis 17 Uhr wird empfohlen, Ingwerwasser zu trinken, danach sollten Sie nur noch warmes Wasser, Kräuter- oder Gewürztee zu sich nehmen, da Ingwerwasser anregend wirkt. Trinken Sie auf keinen Fall kaltes Wasser, denn dies löscht das Agni!
Füllen Sie Ihre Teevorräte mit Ihren Lieblingssorten auf. Bitte vermeiden Sie rote Teesorten (z. B. Hagebutte oder Malve), da diese den Körper übersäuern. Achten Sie auch darauf, dass die Teesorten keine künstlichen Aromastoffe enthalten. Zu empfehlen sind alle Tees mit wärmenden Gewürzen (Yogitees), wie Zimt, schwarzem Pfeffer, Ingwer usw. Auch Teesorten mit beruhigender Wirkung sind gut geeignet, wie Melisse, Johanniskraut und Fenchel, oder entwässernde Tees, wie Brennnessel und Birkenblätter.

Ingwerwasser

Ein Stück frischen Ingwer (Menge nach Geschmack; je größer das Stück, desto schärfer wird das Getränk) schälen, in eine Thermoskanne geben und mit frisch abgekochtem Wasser übergießen. Nach etwa fünf Minuten hat das Wasser bereits den Geschmack des Ingwers angenommen. Die Ingwerwurzel kann in der Thermoskanne bleiben und am gleichen Tag nochmals aufgegossen werden.

Achtung: Dieses Getränk wirkt anregend und sollte nicht nach 17 Uhr eingenommen werden!

Bitte achten Sie darauf, dass Sie eine halbe Stunde vor dem Essen nichts trinken, zum Essen nur eine Tasse Tee zu sich nehmen und nach dem Essen wiederum eine Stunde lang nichts trinken, damit Ihr Agni zur Verdauung richtig brennen kann. Als Aperitif kann zehn Minuten vor dem Essen allerdings ein Agnitrunk eingenommen werden, der das Verdauungsfeuer zusätzlich anregt.

Agnitrunk

100 ml Wasser, 1 TL Kreuzkümmelsamen, 1 große Scheibe Ingwer, 4–5 Pfefferkörner, 1 Messerspitze Stein- oder Himalayasalz, 1 Messerspitze Vollrohrzucker miteinander vermischen und zum Kochen bringen. 5–10 Minuten köcheln lassen, dann abseihen und etwas abkühlen lassen.

Mahlzeiten

Je höher die Sonne steht, desto intensiver arbeitet der gesamte Stoffwechsel und damit auch das Verdauungsfeuer. Daher ist es ideal, wenn wir mittags, zwischen 12 Uhr und 13 Uhr, etwas Warmes essen. Diese Mahlzeit besteht während der Fastentage aus Gemüse oder Suppe, die mit Ghee und bestimmten Gewürzen ayurvedisch zubereitet werden.
Ghee ist geklärte Butter und die Grundlage aller ayurvedischen Fastenspeisen. Es wirkt verjüngend und zellregenerierend, kurbelt den Stoffwechsel an und steigert die Abwehrkräfte. Außerdem stärkt es Agni, das Verdauungsfeuer. Bereiten Sie es am besten schon vor den eigentlichen Fastentagen zu.

Ghee-Herstellung

500 g Butter bei mittlerer Hitze köcheln lassen, bis sich ein brauner Bodensatz bildet, das Fett darüber klar ist und oben noch etwas Schaum schwimmt. Das Ganze durch ein Küchentuch oder eine Papierfiltertüte in ein Keramikgefäß gießen und erkalten lassen. Wenn das Ghee durchgesiebt ist, sollte es goldgelb sein und etwas nussig riechen. Nach dem Abkühlen ist es gelblich und cremig. Das Ghee muss nicht unbedingt im Kühlschrank aufbewahrt werden.
Es ist wichtig, dass Sie bei der Zubereitung achtsam sind und die Gefäße und Hilfsmittel besonders rein sind.

Bei den Gewürzen, die in der ayurvedischen Küche benutzt werden, ist es nicht ausschlaggebend, dass sie scharf sind. Es geht vielmehr darum, dem Essen möglichst wärmende Gewürze hinzuzufügen, um das Verdauungsfeuer anzuregen. Falls nicht anders angegeben, werden hauptsächlich gemahlene Gewürze verwendet. Sie können aber auch die Samen nehmen, z. B. bei Kreuzkümmel.
Zu den empfohlenen Gewürzen und Kräutern gehören: Anis, Asafoetida, Bockshornkleesamen, Curryblätter, Fenchelsamen, Ingwer, Kardamom, Knoblauch, Koriander, Kreuzkümmel, Kurkuma, Muskatnuss, schwarzer Pfeffer, Senfsamen und Zimt. Mehr über ihre Anwendung und ihre Wirkung erfahren Sie ab S. 116.

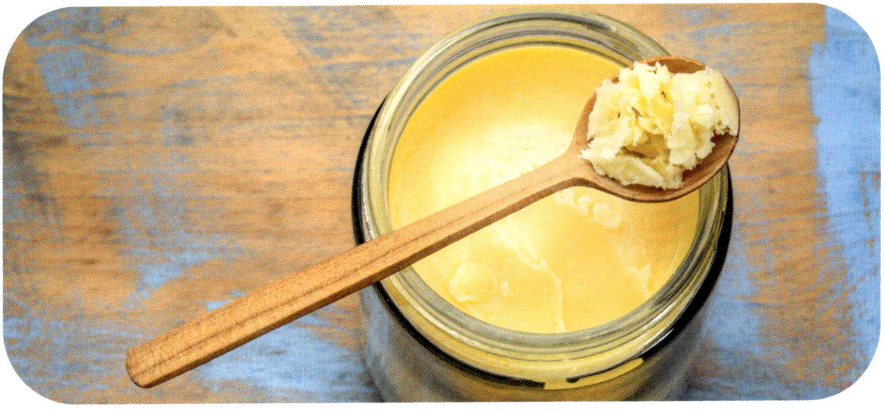

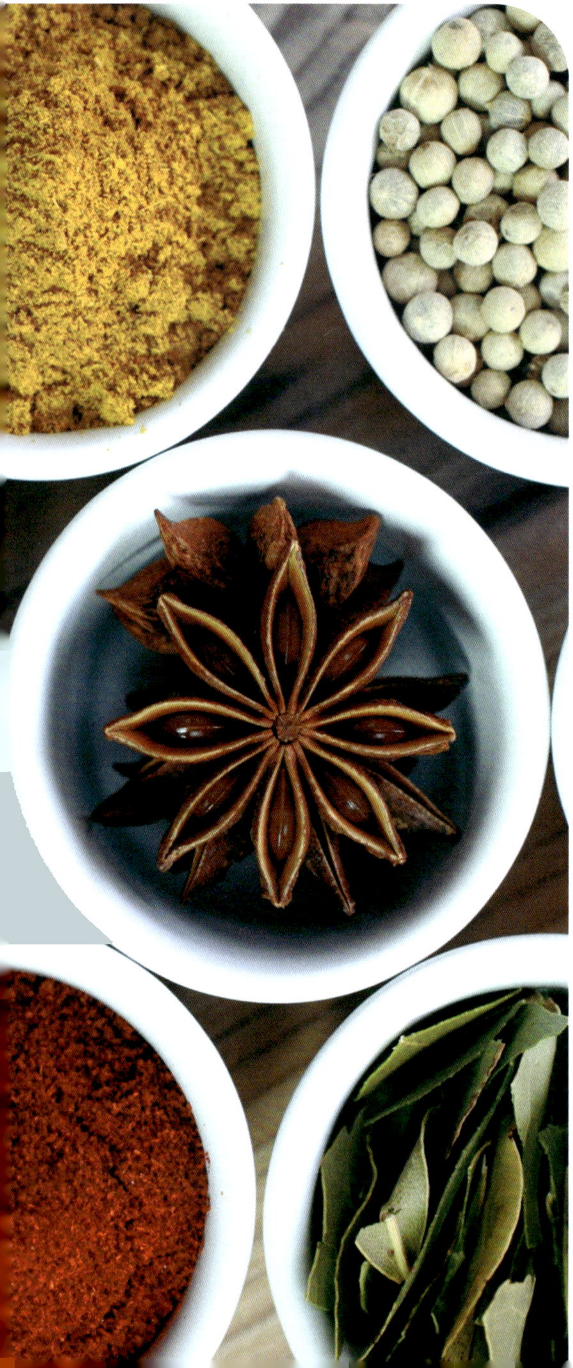

Zubereitung einer Fastenspeise

Für 1 Person 1 TL Ghee in die Pfanne geben und die jeweiligen Gewürze darin rösten. Zuerst die Samen und getrockneten Blätter, danach erst die gemahlenen Gewürze. Sollten Sie unsicher sein, ob der Gewürzfond schmeckt, probieren Sie ihn, bevor Sie das Gemüse dazugeben.
Wenn zu wenig Fett zum Dünsten vorhanden ist, kann auch Ingwerwasser oder Gewürztee (Yogitee) zum Ablöschen verwendet werden. Probieren Sie es einfach aus!

Das Gemüse sollte nach dem Garen noch knackig sein. Ideal ist die Zubereitung im Wok.

Unser Fastenprogramm enthält für jeden Tag einen Rezeptvorschlag, der im Wesentlichen auf der Zubereitung von Gemüse oder Obst basiert, da beides in gekochter Form leicht verdaulich ist. Sie müssen sich aber nicht eisern an diese Rezepte halten, lassen Sie sich von ihnen einfach inspirieren. Sollten Sie ein Gewürz nicht mögen oder vertragen, können Sie dieses jederzeit weglassen. Wegen ihrer therapeutischen Wirkung sollten aber immer mindestens zwei bis drei der empfohlenen Gewürze benutzt werden. Diese bekommen Sie in gut sortierten Bioläden oder Asiamärkten. Auch die angegebene Dosierung der Gewürze ist nur eine Empfehlung und kann ganz nach Geschmack verändert werden.

Wenn Sie möchten, können Sie ersatzweise auch auf die Rezepte ab S. 64 zurückgreifen oder eigene Kreationen erfinden, indem Sie Ihre Lieblingsgemüsesorten verwenden und diese mit dem jeweils vorgeschlagenen Gewürzfond kombinieren. Jedes Gemüse oder Obst darf mit Ghee und den empfohlenen Gewürzen zubereitet werden. Allerdings sollte, wer abnehmen möchte, Kartoffeln, Bananen und Auberginen weglassen oder die Rezepte im Anhang verwenden. Verwenden Sie nur Zutaten von hoher und reiner Qualität. Kohlenhydrate und Eiweißprodukte sollten aufgrund ihrer schweren Verdaulichkeit gemieden werden.

Von Ihrem Fastengemüse oder Ihrer Suppe dürfen Sie so viel essen, bis Sie satt sind. Doch lassen Sie sich Zeit: Wenn Sie achtsam und mit Ruhe essen, ist der Sättigungsgrad viel früher erreicht und der Genuss umso größer.

Achtung: Für sehr schmale Menschen, die nicht abnehmen sollten, empfiehlt es sich unbedingt, abends noch eine ayurvedische Fastenmahlzeit zu sich zu nehmen und eventuell das Fasten nach drei Tagen abzubrechen, um nicht zu viel an Gewicht zu verlieren.

TIPP: Um den Effekt des Fastens sanft zu erfahren oder als prophylaktische Maßnahme, haben Sie auch die Möglichkeit, nur einen Fastentag pro Woche ohne Entlastungs- und Aufbautage einzulegen.

Da jedes Fasten ein Lernprozess und auch ein Neubeginn ist, birgt es auch die Chance, in Zukunft bewusster mit der eigenen Ernährung umzugehen. Im dritten Teil des Buches finden Sie einen Test zur Ermittlung Ihrer persönlichen ayurvedischen Konstitution (siehe S. 89). Mit entsprechenden Ernährungs- und Verhaltensrichtlinien aus dem Ayurveda können Sie Ihren Organismus auch nach dem Fasten dabei unterstützen, im Gleichgewicht und gesund zu bleiben.

Unterstützende Maßnahmen

Es ist sinnvoll, die Fastentage mit Körperbürstungen und Ölungen zu intensivieren. Die Pflege- und Reinigungsverfahren sind wohltuend, entgiftend und anregend. Nehmen Sie sich also auf jeden Fall Zeit für diese Anwendungen. Wenn Sie morgens in Eile sind, holen Sie sie abends nach. Machen Sie ein Ritual daraus, das Ihnen Kraft gibt und nicht nur Ihren Körper, sondern auch Ihre Seele streichelt.

Natürlich sind die im Folgenden beschriebenen Massage- und Pflegetechniken generell zu empfehlen. Sie können zusätzlich in das Programm der Entlastungs- und Aufbautage integriert werden, aber auch außerhalb der Fastenzeit Ihrem Wohlbefinden dienen.

Abhyanga – die klassische ayurvedische Ölmassage

Abhyanga ist eine uralte Massagetechnik aus der vorvedischen Zeit. Damals wurde diese Massage durchgeführt, um den Körper stark, beweglich und gesund zu erhalten. Harmonisch verbunden mit den Naturkräften, wussten die Menschen, dass jede Bewegung im Kosmos mit dem universellen Abhyanga zusammenhängt. Blätter und Baumrinden werden ständig vom Wind gestreichelt. Steine und Kiesel werden von Bächen und Flüssen gerieben und die Tiere werden von Wind und Wald gestreift und durch diese natürliche Massage in Harmonie gebracht.

Die ayurvedische Massage basiert auf der Stimulation der Marma-Punkte, der vitalen Punkte des Körpers, durch die die inneren Organe und Systeme gestärkt werden können. Beim Fasten geht es vor allem darum, die Entgiftung zu unterstützen. Durch die Ölmassage werden das Lymphsystem aktiviert und abgelagerte Stoffwechselschlacken gelöst. Der ganze Organismus wird angeregt und gefördert. Auch auf der psychischen Ebene wirkt eine Ölmassage klärend und beruhigend, denn Toxine werden nicht nur auf der körperlichen Ebene gebildet, sondern auch auf feinstofflicher, in Folge von unverarbeiteten Gefühlen und emotionalen

Verletzungen. Außerdem vermittelt die Verwendung von Massageöl ein wohltuendes Gefühl von Schutz und Wärme.
Wenn Sie sich während der Fastentage etwas Besonderes gönnen wollen, dann buchen Sie eine professionelle Massage in einem Ayurveda-Institut. Mittlerweile gibt es in Deutschland viele gut ausgebildete Ayurveda-TherapeutInnen, deren Angebot Sie diese Woche in Anspruch nehmen können. Eine einfache Variante der Ölmassage können Sie aber auch selbst zu Hause durchführen.

Anleitung zur Selbstmassage

Unabhängig von der persönlichen Konstitution empfiehlt es sich, während des Fastens vorrangig ayurvedisch aufbereitetes Sesamöl für die Massage zu verwenden, da es wärmend wirkt. Sesamöl verleiht dem Organismus außerdem Kraft und Stabilität, schützt vor Hauterkrankungen und Pilzbefall. Ist die Haut empfindlich oder reagiert allergisch, nimmt man Sonnenblumenöl. Es hat sanfte kühlende und ausgleichende Eigenschaften.
Wer Ayurveda nach dem Fasten in seinen Alltag integrieren möchte, sollte bei der Wahl des Öls seine individuelle Konstitution berücksichtigen (siehe S. 85), denn für Pitta-Konstitutionen ist Kokosnussöl besser geeignet, da es wie das Sonnenblumenöl ausgleichende und kühlende Eigenschaften besitzt. Vata- und Kapha-Konstitutionen können weiterhin Sesamöl verwenden.

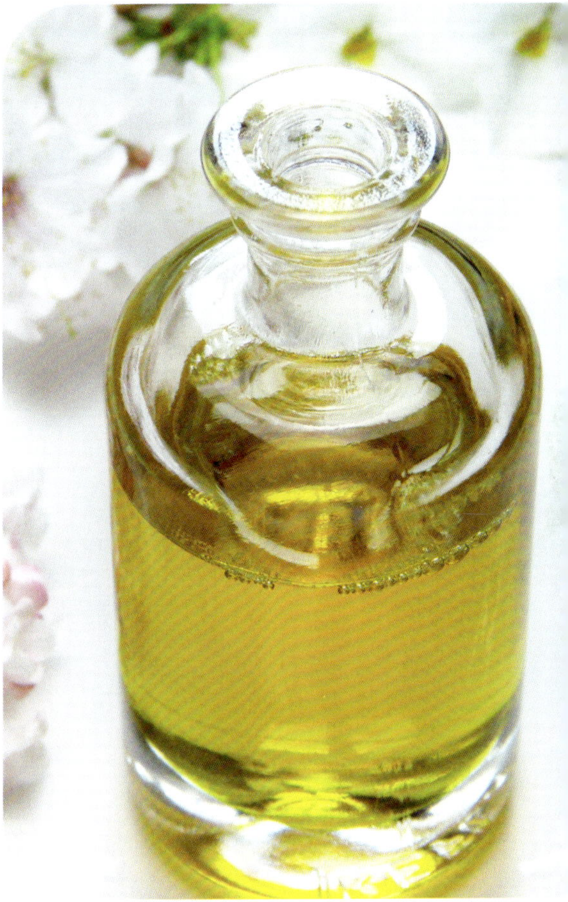

ABHYANGA-SELBSTMASSAGE

Für die Massage brauchen Sie etwa 100–150 ml Öl, das Sie vorab in einem Wasserbad erwärmen, und ausreichend Zeit, um das Öl intensiv einzumassieren und danach eventuell noch etwa eine Stunde einwirken zu lassen.

1. KOPF: Etwas Öl auf den Mittelscheitel träufeln und mit kleinen Kreisbewegungen Richtung Ohren in die Kopfhaut einmassieren. Dann den Kopf etwas vorbeugen und Öl auf den hinteren Haaransatz geben, am Hinterkopf entlang Richtung Ohren massieren. Um die Durchblutung und das Nervensystem anzuregen, mit den Fingerspitzen auf die Kopfhaut klopfen und leicht an den Haarwurzeln ziehen. Danach den Kopf sanft ausstreichen.

2. GESICHT: Die Fingerspitzen in das Öl tauchen und von der Stirnmitte aus in kreisenden Bewegungen nach außen massieren. Anschließend das ganze Gesicht von der Mitte nach außen hin ausstreichen: über und unter den Augen und von der Nase aus Richtung Wangen. Mit sanften Streichbewegungen von der linken Unterkieferseite zur rechten und umgekehrt enden.

3. HALS: Wieder die Fingerspitzen in das Öl tauchen und vom Halsrücken ausgehend auf allen Seiten hinauf- und hinabstreichen.

4. ARME: Öl mit kreisenden Bewegungen über Schulter, Ellenbogen und Handgelenk verstreichen. Die Innenseite des Ober- und Unterarmes von oben nach unten massieren, am Außenarm wieder nach oben fahren. Mehrmals wiederholen und mit einer abwärts gerichteten Bewegung enden. Erst rechts, dann links.

5. HÄNDE: Vom äußeren Handgelenk mit ein bisschen Öl über den Handrücken streichen, dabei jeden einzelnen Finger behandeln, an den Fingerkuppen leicht drehen und ziehen. Mit dem Daumen die Handflächen kreisend massieren und ausstreichen. Erst rechts, dann links.

6. RUMPF: Öl von den Schultern ausgehend auf der Brust verteilen. Dann die Brust kreisend massieren. Immer von der Mitte nach außen arbeiten. Den kompletten Bauch, vom Nabel ausgehend, spiralförmig massieren. Anschließend den Rücken vom Steißbein aus sanft nach oben hin ausstreichen, so weit die Arme hinaufreichen.

7. BEINE: Die Massage mit etwas Öl und großen Kreisbewegungen auf den Gesäßhälften beginnen. Dann mit beiden Händen das rechte Bein mehrmals in beide Richtungen ausstreichen, die nach oben führende Bewegung dabei betonen. Das Knie und den Fußknöchel kreisend massieren und die Wade und das Schienbein wieder ausstreichen. Dann das linke Bein massieren. Bei Problemen, wie Cellulitis oder Wasseransammlungen in den Beinen, sollte nur zur Körpermitte hin massiert werden, also beim Fußknöchel beginnend nach oben Richtung Gesäß.

8. FÜSSE: Die Fingerspitzen in das Öl tauchen und den Fußspann sanft zu den Zehen hin ausstreichen. Mit kleinen kreisenden Bewegungen zwischen den Fußknochen massieren. Die Zehen lockern und kreisend behandeln. Dann die ganze Fußsohle kräftig durchkneten und auch die Seiten berücksichtigen. Laut Reflexzonenmassage stehen bestimmte Zonen der Fußsohlen mit den inneren Organen in Verbindung. Deshalb sollten alle Bereiche mit Aufmerksamkeit massiert werden. Erst rechts, dann links.

Der Körper sollte nun von Kopf bis Fuß mit einer Ölschicht bedeckt sein. Wer möchte, kann zum Abschluss in jedes Ohr und Nasenloch einen Tropfen Öl geben. Dies wirkt reinigend und schützend.

Wenn Sie Zeit haben, können Sie die Wirkung der Massage verstärken, indem Sie sich in ein großes warmes Tuch oder in einen Bademantel wickeln, das Öl ca. eine Stunde einwirken lassen und sich entspannen. Anschließend nehmen Sie ein heißes Bad oder duschen. Nach der klassischen Methode vermischen Sie eine halbe Tasse gemahlenes Kichererbsenmehl mit Wasser oder Milch zu einem Peeling, das Sie vor dem Duschen auftragen. Es kann aber auch eine pH-neutrale oder besonders milde Seife verwendet werden.

TROCKENBÜRSTEN-MASSAGE

Für die Trockenbürstenmassage sollten Sie eine Naturfaserbürste verwenden. Bei empfindlicher Haut empfiehlt es sich, einen Seidenhandschuh zu nehmen, im Ayurveda auch als Garshan-Handschuh bekannt.

Bei dieser Massage wird der ganze Körper in trockenem Zustand kräftig abgebürstet oder mit dem Seidenhandschuh massiert. Führen Sie die Bewegung immer in kreisenden Bewegungen zur Körpermitte hin aus. Also von den Händen zu den Schultern, von den Füßen Richtung Hüften. Der Bauch und das Gesäß werden ebenfalls mit kreisenden Bewegungen behandelt. Die ganze Massage darf fünf Minuten in Anspruch nehmen.

Danach können Sie Ihr Körperöl auftragen und eine Zeit lang einwirken lassen, bevor Sie baden oder duschen.

Trockenbürstenmassagen wirken Kapha-reduzierend, das heißt, sie werden bei Übergewicht empfohlen und bei Cellulitis. Außerdem sind sie eine gute Methode, allgemein die Durchblutung zu fördern und den Kreislauf anzuregen. Die Ölmassage wirkt im Vergleich dazu beruhigend auf den Organismus.

ZUNGENREINIGUNG

Die Zungenreinigung ist ein wichtiger Bestandteil des ayurvedischen Heilfastens. Sie hat nicht nur einen reinigenden Effekt – auf der Zunge setzen sich im Laufe des Tages viele Bakterien fest –, sondern regt den Geschmackssinn an und beugt Mund-, Zahn- und Halserkrankungen vor. Regelmäßig angewendet werden Erkältungskrankheiten vermindert und Mundgeruch verringert.

Mithilfe eines Zungenschabers aus Kupfer, Silber oder Stahl (bakterizid) werden der Belag und der Schmutz von der Zunge geschabt. Begonnen wird hierbei immer an der Zungenwurzel in Richtung Zungenspitze. Am wirkungsvollsten ist diese Anwendung morgens vor dem Zähneputzen.

YOGAÜBUNGEN FÜR DIE VERDAUUNG

Wir werden Ihnen an jedem Fastentag einige Yogaübungen vorstellen, die aufeinander aufbauend praktiziert werden sollen:

YOGA-VOLLATMUNG – S. 42
FÖTUSHALTUNG – S. 44
DREHÜBUNG – S. 48
VERJÜNGUNGSÜBUNG – S. 52
BAUCHPRESSE – S. 56
DREIECK – S. 60

Die Übungen regen das Verdauungsfeuer zusätzlich an und wirken gleichzeitig beruhigend auf Körper, Geist und Seele. Eine ruhige, vertiefte Atmung verhilft ebenfalls zu einer gesunden Verdauung.
Für die Übungen brauchen Sie nicht viel Zeit, achten Sie aber darauf, dass Sie sie in ruhiger Atmosphäre durchführen. Benutzen Sie eine Matte oder eine Decke und tragen Sie bequeme Kleidung. Den Zeitpunkt für Ihr kleines Work-out können Sie selbst bestimmen, machen Sie die Yogaübungen aber auf keinen Fall direkt nach dem Fastenessen. Wenn Sie keinen Zeitdruck haben, bieten sich die Nachmittage für die Yogapraxis an.
Idealerweise übernehmen Sie die Übungen auch in Ihren Alltag nach dem Fasten.

Ihre Einkaufsliste

Damit Sie Ihre Fastenwoche so entspannt wie möglich erleben, empfiehlt es sich, Lebensmittel und andere Dinge, die Sie für das Fasten benötigen, schon vorher zu besorgen. Das Gemüse sollte allerdings möglichst immer frisch sein.
Im Folgenden haben wir Ihnen eine auf den Vorbereitungen und dem Fastenplan basierende Einkaufsliste zusammengestellt. Wenn Sie diese Besorgungen vorab erledigen, müssen Sie nur noch die frischen, frei wählbaren oder abweichenden Zutaten einkaufen.

Lesen Sie sich das gesamte Programm gründlich durch, überlegen Sie, ob Sie die Rezeptvorschläge annehmen oder lieber durch andere ersetzen möchten, und gleichen Sie Ihre Einkaufsliste eventuell entsprechend an.
Natürlich sollten Sie auch die Hilfsmittel für die unterstützenden Maßnahmen beim Fasten direkt zur Hand haben, daher umfasst der zweite Teil der Einkaufsliste das Zubehör für die Behandlungen.

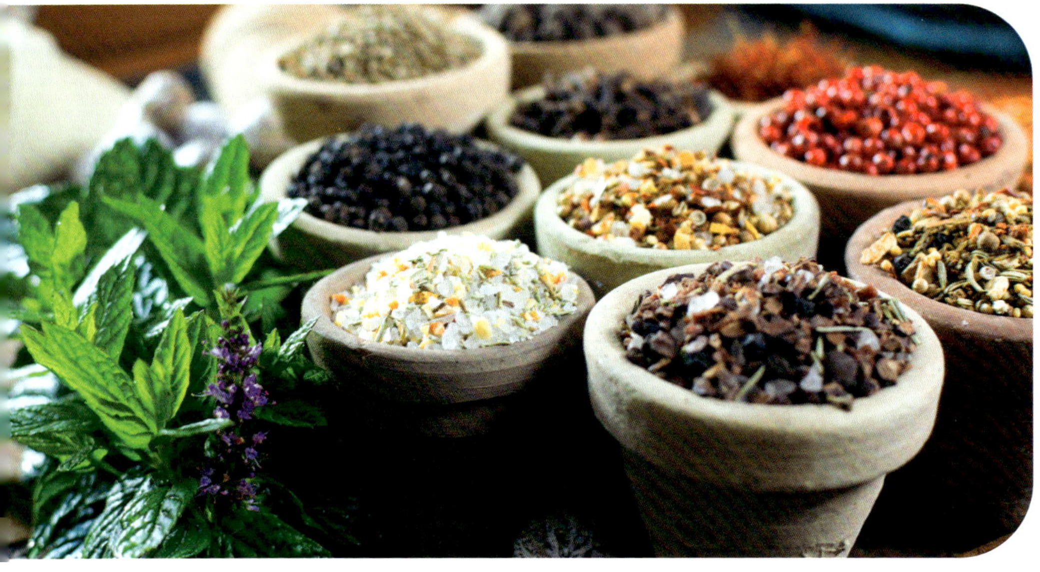

EINKAUFSLISTE

Lebensmittel:

5 Zitronen oder Limetten
1 große Knolle Ingwer
Zwiebeln
500 g Butter
200 g Joghurt
Sahne
Honig
Gewürz- und/oder Kräutertee,
grüner Tee
stilles Mineralwasser
Apfelsaft
evtl. Rosenwasser
Kichererbsenmehl (falls das Peeling, siehe S. 33, durchgeführt wird)
Kardamom, gemahlen
Fenchelsamen
Anissamen
Kreuzkümmel, gemahlen
Kreuzkümmelsamen
Zimt, gemahlen
Kurkuma (Gelbwurz), gemahlen
Senfsamen
Ingwerpulver
Koriander, gemahlen
Curryblätter
schwarzer Pfeffer aus der Mühle
schwarze Pfefferkörner
Asafoetida
Bockshornkleesamen, gemahlen
Muskatnuss
Salz von hoher Qualität (Himalayasalz, Steinsalz oder Ähnliches)
Biogemüsebrühe
Vollrohrzucker

Pflege- und Anwendungsmittel:

Naturfaserbürste/Seidenhandschuh
Zungenschaber aus Kupfer, Silber oder Stahl
Rizinusöl
basisches Badesalz
evtl. ätherische Öle (Lavendel, Rose oder Sandelholz)
Sesamöl (gegebenenfalls Sonnenblumenöl)

TIPP: Asafoetida ist ein wunderbares Gewürz für alle Knoblauchfans. In Ghee geröstet, entfaltet es einen ganz ähnlichen Geschmack, man riecht nach dem Essen aber nicht danach.

TIPP: Die Curryblätter über dem erhitzten Ghee in den Händen zerreiben, so entfaltet sich das Aroma am besten.

Die drei Entlastungstage

Um den Organismus optimal auf das Fasten vorzubereiten, empfiehlt es sich, die Kur mit drei Entlastungstagen zu beginnen. Während dieser Zeit können Sie ganz normal frühstücken, mittag- und abendessen, aber es sollte auf alles Schwere, wie z.B. Fleisch, Käse, Eier, Sahne, Süßigkeiten, Frittiertes und Fettes, und auch auf Kaltes und Rohes, z. B. Salat und Obst, verzichtet werden.

INSBESONDERE SOLLTEN SIE WÄHREND DER ENTLASTUNGSTAGE DARAUF ACHTEN, DASS

das Essen warm und leicht verdaulich ist;
Salz reduziert, wenn auch nicht ganz weggelassen wird;
das Abendessen bis spätestens 17 Uhr eingenommen wird;
auf Alkohol, Kaffee und andere anregende Getränke verzichtet wird;
für ausreichende Flüssigkeitszufuhr anhand von Kräutertees und warmem Wasser gesorgt wird (mindestens zwei bis drei Liter täglich).

Idealerweise bestehen Ihre Mahlzeiten während der Entlastungstage z.B. aus bissfest gegartem Gemüse mit Nudeln oder Basmatireis. Auch gedünstetes Obst mit Zimt und Kardamom wäre eine Möglichkeit. Wenn Sie möchten, probieren Sie einfach ein paar der Fastenrezepte (siehe S. 41 oder S. 64) aus.

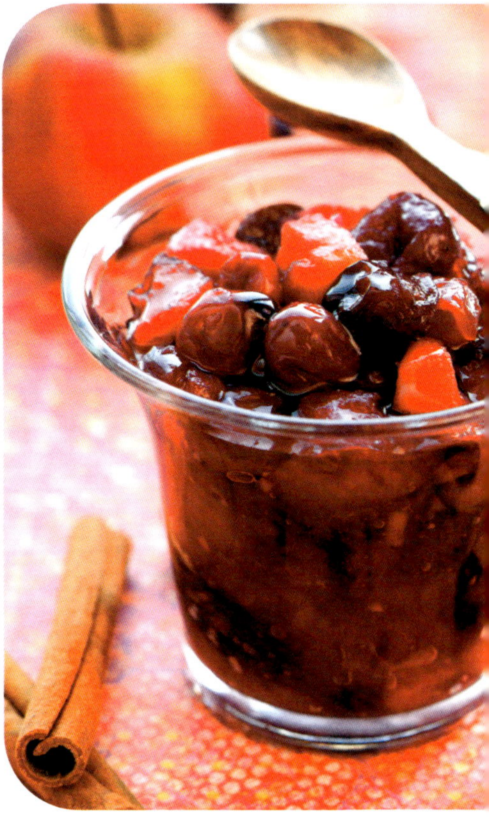

ABFÜHRENDE MASSNAHME AM DRITTEN ENTLASTUNGSTAG:

Nachdem Sie tagsüber wie an den anderen beiden Tagen verfahren sind, leiten Sie am Abend des dritten Entlastungstages die Fastentage mit einer abführenden Maßnahme ein, um die entgiftende Tätigkeit des Darms zu unterstützen.
Nehmen Sie abends vor dem Zubettgehen 1–2 EL Rizinusöl zu sich. Als Dünndarmlaxans ist es den salinischen Abführmitteln vorzuziehen. Das Öl wird pur eingenommen. Sie können warmen Tee danach trinken oder in eine Scheibe Zitrone oder Ingwer beißen, um den öligen Geschmack zu neutralisieren. Die Wirkung setzt bei jedem unterschiedlich schnell ein, etwa 3–8 Stunden nach Einnahme. Falls Sie noch keine Erfahrungen mit Rizinusöl gesammelt haben, empfiehlt es sich, die Abführmaßnahme für das Wochenende einzuplanen, um unangenehme Situationen von vornherein ausschließen zu können.
Sollten Sie das Rizinusöl aus persönlichen Gründen lieber morgens oder mittags einnehmen, geht das auch. Hauptsache, Sie führen am dritten Tag ab. Danach sollten jedoch keine Kohlenhydrate mehr eingenommen werden.

TIPP: Sollten Sie Probleme haben, das Rizinusöl pur zu sich zu nehmen, können Sie es auch als »Cocktail« trinken: 1 Schnapsglas Rizinusöl und 1 Schnapsglas Sekt oder Kirschwasser mit einem großen Glas Aprikosensaft mischen.

- Außerdem gibt es die Möglichkeit, Rizinusöl-Kapseln einzunehmen, die in der Apotheke erhältlich sind.

- Alternativ können Sie auch auf Sennesblättertee aus der Apotheke zurückgreifen: Für die Zubereitung wird 1 TL Sennesblätter mit 1/4 Liter kaltem Wasser übergossen. Diesen Kaltansatz 24 Stunden ziehen lassen, ab und zu umrühren und danach abseihen. 1 Tasse Tee davon trinken. Die Wirkung setzt auch hier bei jedem individuell ein, etwa 3–8 Stunden nach dem Trinken.

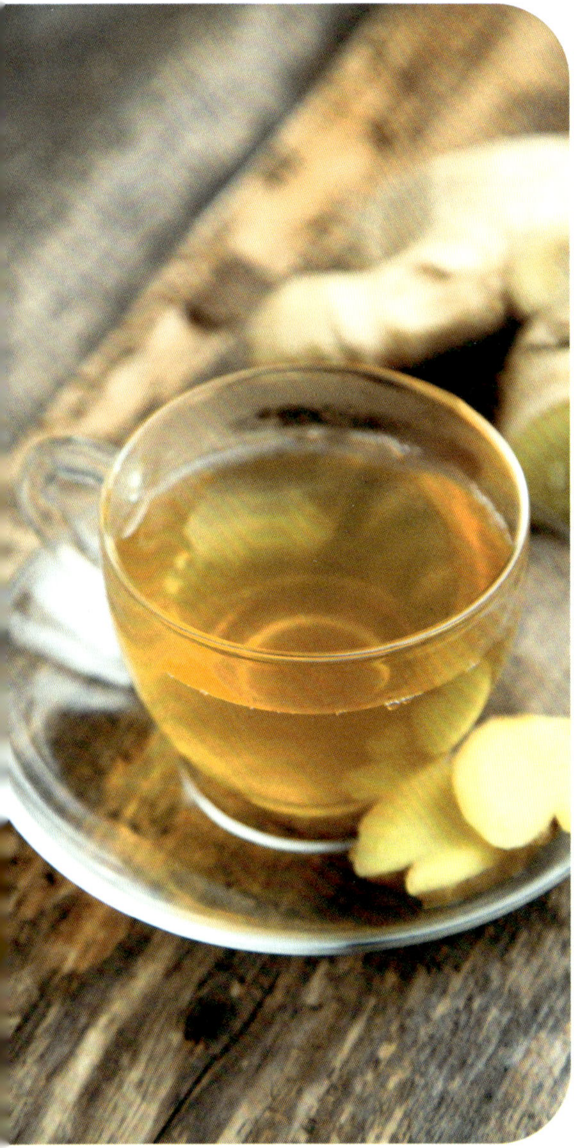

Die fünf Fastentage

1. Fastentag

Was Sie heute in Ergänzung zur Einkaufsliste brauchen:

4 Karotten mittlerer Größe
1/2 Staudensellerie
frischen Koriander

Morgens:

Beginnen Sie Ihren ersten Fastentag mit dem Entgiftungscocktail (siehe S. 25). Am besten machen Sie daraus ein schönes Ritual. Suchen Sie sich einen ruhigen Platz, vielleicht mit Blick auf die Natur, und machen Sie es sich bequem. Mischen Sie das Wasser von der Temperatur her so, dass Sie es gleich genussvoll trinken können.

Wenn Sie den Vormittag zu Hause verbringen, bereiten Sie anschließend Ihren Tee oder das Ingwerwasser vor.

Gönnen Sie sich eine Trockenbürstenmassage (siehe S. 34) und tragen Sie anschließend duftendes Sesamöl auf. Falls dafür keine Zeit sein sollte, verschieben Sie die Massage auf den Abend.

Mittags:

Karotten-Ingwer-Gemüse

Zutaten:
4 Karotten mittlerer Größe
frischer Ingwer (ein haselnuss-großes Stück)
1/2 Staudensellerie
1/2 EL Ghee
1/2 TL Senfsamen
1/2 TL Fenchelsamen
1/2 TL Kreuzkümmel
etwas schwarzer Pfeffer
1/2 Messerspitze Kardamom
1/4 TL Zimt
1/2 TL Kurkuma
1/2 TL Ingwerpulver
etwas Salz
etwas frischer Koriander (oder getrocknet)

Zubereitung:
Karotten schälen und fein schneiden. Frischen Ingwer teils reiben und teils klein hacken. Staudensellerie klein schneiden. Ghee in einem Topf oder einer Pfanne erhitzen. Senfsamen darin anrösten. Wenn sie beginnen, aufzuplatzen und aus der Pfanne zu springen, reduzieren Sie die Hitze und geben erst die Fenchelsamen und anschließend die anderen Gewürze und den Ingwer dazu. Nachdem auch diese angeröstet wurden, das Gemüse und etwas Wasser hinzufügen und mitdünsten. Mit Salz und frischen Kräutern abschmecken.

Bitte achten Sie darauf, dass Sie vor dem Essen eine halbe Stunde nichts trinken, zum Essen nur eine Tasse Tee zu sich nehmen und nach dem Essen wiederum eine Stunde lang nichts trinken, damit Ihr Agni zur Verdauung richtig brennen kann.

Nachmittags:

Die Yogaübungen sind so ausgewählt, dass sie Ihre Fastenzeit optimal unterstützen. Beginnen Sie heute mit einer Atem- und einer sanften Körperübung.
Die Yoga-Vollatmung unterstützt die Sauerstoffzufuhr für alle Organe und verhilft zu tiefer Ruhe und Entspannung.

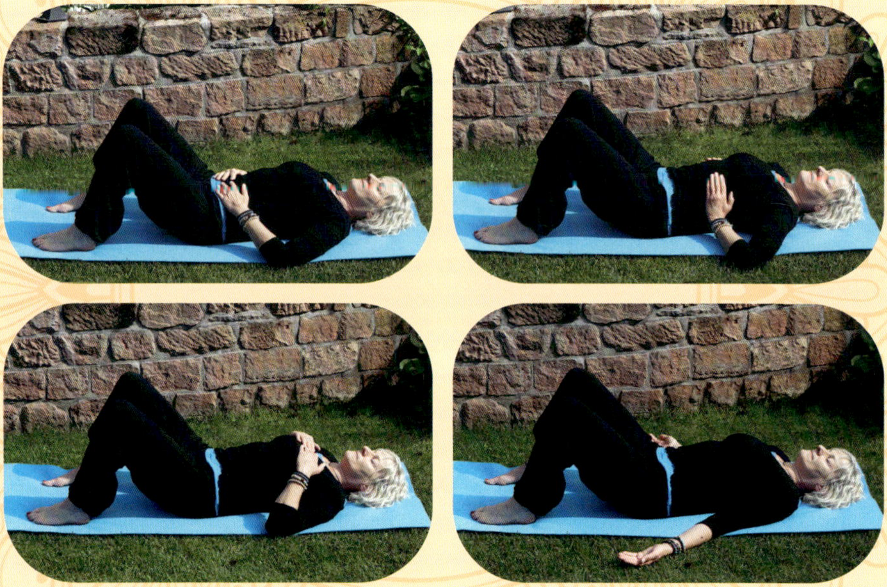

YOGA-VOLLATMUNG

- Legen Sie sich auf den Rücken, die Hände ruhen auf dem Bauch.
- Lassen Sie den Atem bewusst in den Bauch fließen.
- Verharren Sie mehrere Atemzüge in dieser Position.
- Legen Sie nun die Hände seitlich an den Brustkorb.
- Lassen Sie den Atem in die Seiten fließen und nehmen Sie wahr, wie der Brustkorb sich ausdehnt.
- Verharren Sie mehrere Atemzüge in dieser Position.
- Legen Sie nun die Hände auf den oberen Brustkorb.
- Lassen Sie den Atem in den oberen Brustkorb fließen und nehmen Sie wahr, wie der Brustkorb sich hebt und senkt.
- Verharren Sie mehrere Atemzüge in dieser Position.
- Legen Sie die Arme und Hände wieder zurück auf die Matte, neben Ihren Körper.
- Beim Einatmen den Atem erst in den Bauch, dann über die Seiten und schließlich in den oberen Brustkorb fließen lassen.
- Beim Ausatmen die Bewegung rückwärts wahrnehmen.

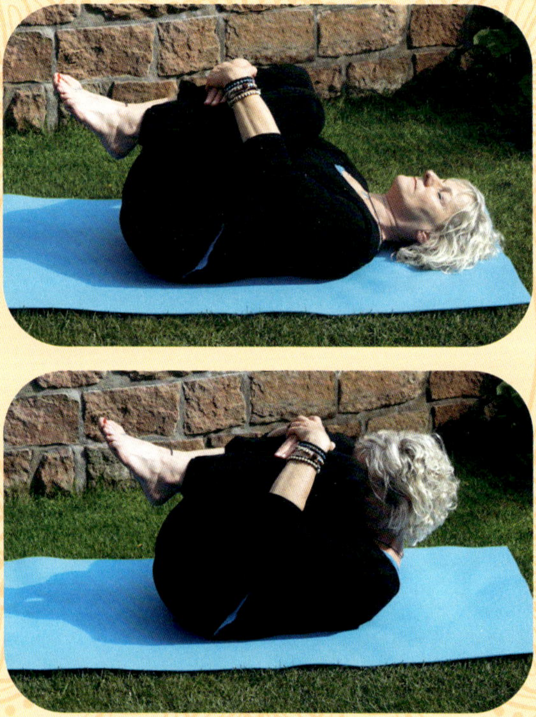

FÖTUSHALTUNG

- Kommen Sie in die Rückenlage.
- Ziehen Sie die Beine an, legen Sie die Arme um die Knie (oder die Hände auf die Knie). Der Rücken wird nun sanft gedehnt.
- Ziehen Sie die Oberschenkel anschließend fest zum Bauch und den Kopf zu den Knien. Beginnen Sie, ein wenig auf dem Rücken nach links und rechts zu schaukeln.
- Atmen Sie bewusst in den Bauch. Einatmend darf er sich weiten, ausatmend zurückziehen.
- Halten Sie den Körper nach einer Weile wieder ruhig und atmen Sie in dieser Stellung noch ein paar Mal lang und tief.

Diese Übung können Sie auch morgens schon im Bett ausführen.

Abends:

Gönnen Sie sich heute Abend zum krönenden Abschluss einen leckeren »Fastencocktail«: Erwärmen Sie Apfelsaft mit etwas Zimt und Kardamom. Dieses Getränk ist eine gute Alternative, wenn die Familie das Abendessen zu sich nimmt und Sie nicht mit leeren Händen und knurrendem Magen daneben sitzen möchten.

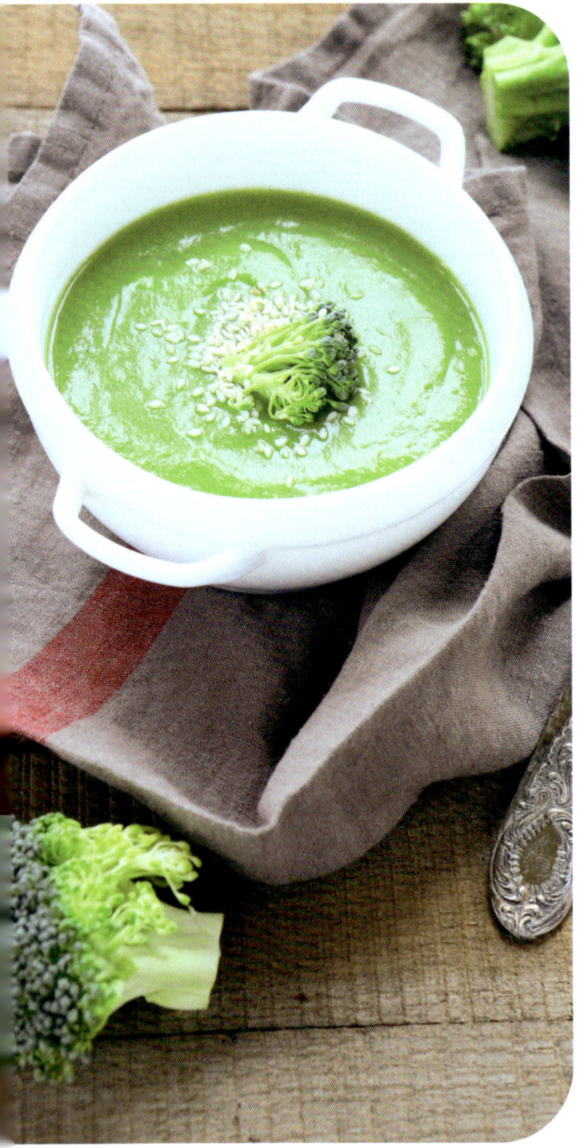

2. Fastentag

Was Sie heute in Ergänzung zur Einkaufsliste brauchen:

1 Brokkoli
frischen Basilikum oder frischen Koriander
Apfel-Kirsch-Saft

Morgens:

Beginnen Sie auch den heutigen Tag mit dem Entgiftungscocktail (siehe S. 25). Der Stoffwechsel wird damit sofort angeregt und der Kreislauf in Schwung gebracht.
Verwöhnen Sie sich anschließend mit einer Öl- oder einer Trockenbürstenmassage (siehe S. 32ff.). Sollten Sie am Vormittag keine Zeit dafür haben, verschieben Sie dieses Fastenritual auf den Abend.

Mittags:

Brokkolisuppe

Zutaten:
1 TL Ghee
1 Prise Asafoetida
1/2 TL Kurkuma
1/2 TL Koriander
frisch geriebener Ingwer (ein haselnussgroßes Stück)
1 Brokkoli
Gemüsebrühe (Menge nach Bedarf, sodass das Gemüse im Topf bedeckt ist)
schwarzer Pfeffer
frischer Basilikum oder frischer Koriander

Zubereitung:
Ghee in einem Topf oder einer Pfanne erhitzen. Asafoetida, Kurkuma, Koriander und Ingwer darin anrösten. Brokkoli waschen, in kleine Röschen zerteilen und mitdünsten. Die Gemüsebrühe dazugeben und kurz köcheln lassen. Mit Pfeffer würzen und alles pürieren. Zum Schluss mit Basilikum oder Koriander bestreuen.

Nachmittags:

Die heutige Yogaübung verbinden Sie bitte mit den Übungen des 1. Fastentages. Beginnen Sie mit der Yoga-Vollatmung (siehe S. 42). Gelingt es Ihnen heute, den Atemfluss noch konzentrierter zu beobachten? Hat sich der Atem eventuell verändert?
Gehen Sie anschließend zur Fötushaltung (siehe S. 44) über. Danach fahren Sie mit einer Lockerungs- und Drehübung für den Rücken fort.
Bei solchen Drehübungen werden die Bauchorgane und der Verdauungstrakt ebenfalls massiert und gedehnt.

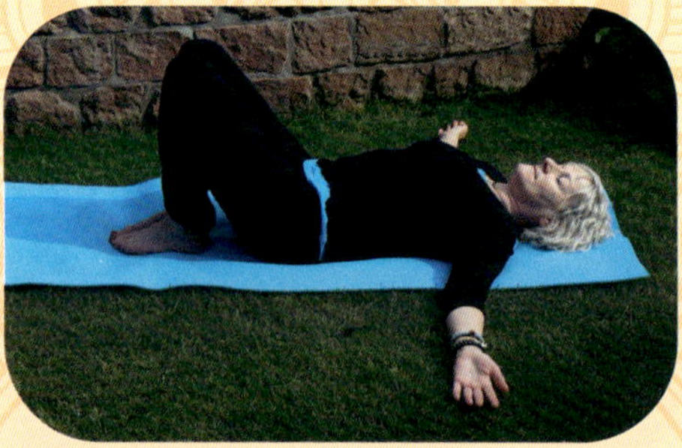

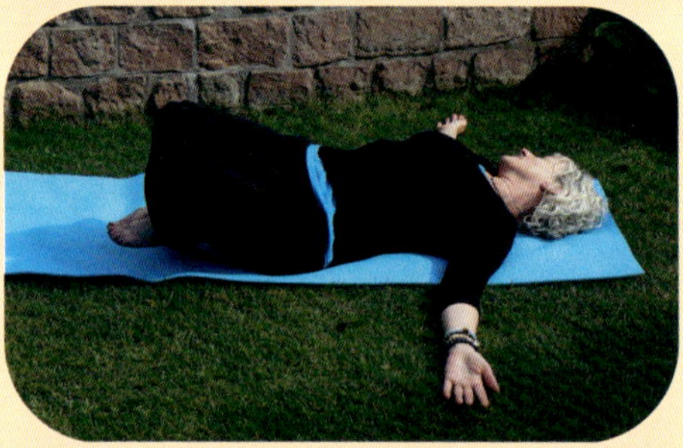

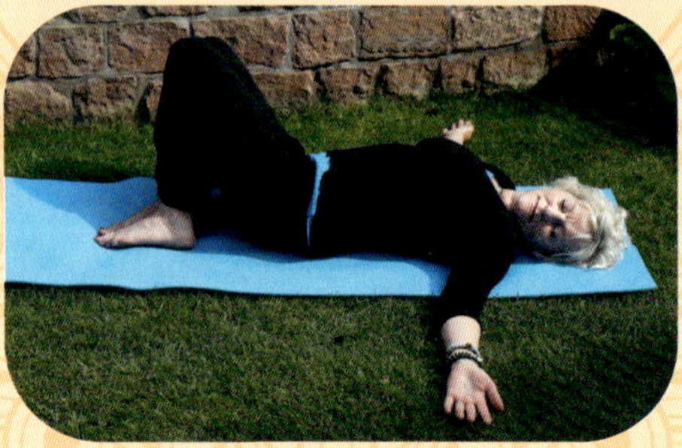

DREHÜBUNG

- Legen Sie sich entspannt auf den Rücken.
- Stellen Sie die Beine geschlossen direkt vor dem Gesäß auf. Breiten Sie die Arme in Schulterhöhe auf dem Boden aus, die Handflächen zeigen nach unten.
- Beginnen Sie, mit den Beinen locker nach rechts und links zu pendeln. Fangen Sie damit langsam an und achten Sie darauf, wie weit diese Drehungen des unteren Rückens für Sie angenehm sind.
- Legen Sie die Beine nach ein paar Pendelbewegungen geschlossen auf der rechten Seite ab. Die linke Schulter sollte auf dem Boden bleiben. Eventuell die Beine weniger stark anwinkeln.
- Der Kopf dreht nach links. Die linke Körperhälfte wird nun gedehnt. Versuchen Sie, Ihren Atem in die Dehnung zu lenken.
- Nach ein paar Atemzügen wechseln Sie die Seite, legen die Beine links ab und drehen den Kopf nach rechts. Auch hier ein paar Atemzüge verweilen und die rechte gedehnte Seite bewusst wahrnehmen.
- Danach legen Sie die Beine wieder lang ab und nehmen die Arme seitlich an den Körper. Spüren Sie mit geschlossenen Augen einen Moment nach.
- Wiederholen Sie die Übung, sooft Sie Zeit und Lust haben.

Schließen Sie die Körperübungen mit einer Atembeobachtung ab: Bleiben Sie in einer entspannten Rückenlage und beobachten Sie Ihren Atem, wie er durch die Nase ein- und ausfließt und Ihr Bauch und Brustraum sich sanft mitbewegen.

Abends:

Schließen Sie den heutigen Tag mit einem Spaziergang ab. Versuchen Sie, schöne Details in Ihrer Nachbarschaft zu entdecken und sich daran zu erfreuen.
Gönnen Sie sich vor dem Zubettgehen noch einen warmen Apfel-Kirsch-Saft mit Kardamom und/oder Zimt gewürzt. Trinken Sie ihn mit Genuss!

3. Fastentag

Was Sie heute in Ergänzung zur Einkaufsliste brauchen:

1 kleine Zucchini
1 Tomate
1 Frühlingszwiebel
1/2 Fenchelknolle

Morgens:

Nun ist die Hälfte der Fastentage fast geschafft. Mittlerweile werden Sie die wichtigsten Regeln des ayurvedischen Heilfastens schon verinnerlicht haben und sich auf die kleinen und wichtigen Rituale vielleicht sogar freuen.
Beginnen Sie den Tag wieder mit dem Entgiftungscocktail (siehe S. 25). Am Honig brauchen Sie nicht zu sparen. Im Ayurveda gilt Honig als Nahrungsmittel mit erhitzender Wirkung auf den Körper. Sie dürfen daher bei kleinen Tiefs, welche den Kreislauf oder die seelische Stimmung betreffen, einen Teelöffel extra in Ihr Getränk geben.

TIPP: Sollte die Verdauung noch nicht in Gang gekommen sein, dann trinken Sie noch vor Ihrem Morgentrunk einen Fastencocktail (siehe S. 45).

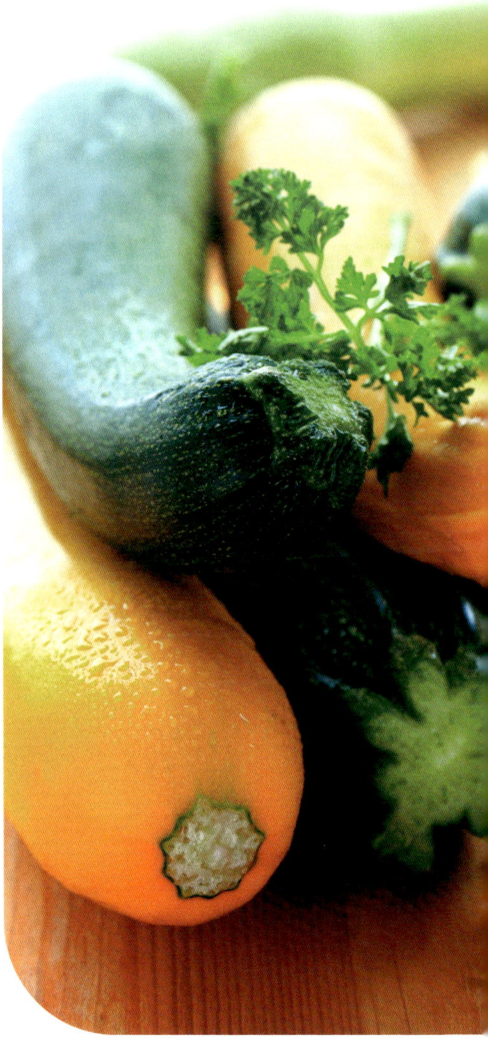

Mittags:

Zucchinigemüse

Zutaten:
1 kleine Zucchini
1/2 Fenchelknolle
1 Tomate
1 Frühlingszwiebel
frischer Ingwer (ein haselnussgroßes Stück)
1/2 EL Ghee
1/2 TL Anissamen (oder Fenchelsamen)
1/2 TL Kurkuma
1/4 TL Koriander
1/4 TL Kreuzkümmel
1 Prise Zimt
Ingwerwasser (ein Schuss zum Ablöschen)
1 Prise Rohrzucker
Salz
schwarzer Pfeffer

Zubereitung:
Zucchini, Fenchelknolle, Tomate und Frühlingszwiebel in kleine Würfel schneiden, Ingwer hacken.
Ghee in einem Topf oder einer Pfanne erhitzen. Anissamen (oder Fenchelsamen) darin anrösten. Restliche Gewürze und Ingwer dazugeben. Kurz rösten. Dann die Frühlingszwiebel mit andünsten. Danach Zucchini und Fenchel dazugeben. Kurz anbraten und mit Ingwerwasser ablöschen. Köcheln lassen, bis das Gemüse bissfest gegart ist. Tomate und Rohrzucker hinzufügen, nochmals kurz erhitzen. Mit Salz und schwarzem Pfeffer abschmecken.

Nachmittags:

Die heutige Yogaübung machen Sie bitte im Anschluss an die bereits erwähnten Übungen der ersten zwei Fastentage. Beginnen Sie mit der Yoga-Vollatmung (siehe S. 42) und fahren Sie mit der Fötushaltung (siehe S. 44) fort. Führen Sie dann die Drehübung (siehe S. 48) aus und gehen Sie anschließend zur Verjüngungsübung über.
Die Verjüngungsübung regt das Verdauungsfeuer an, Hals-, Lenden- und Rückenmuskulatur werden gestärkt, Geschlechts- und Schilddrüsenhormone positiv beeinflusst.

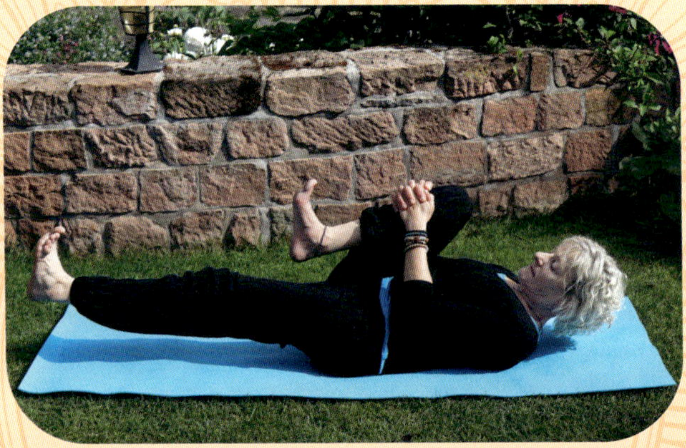

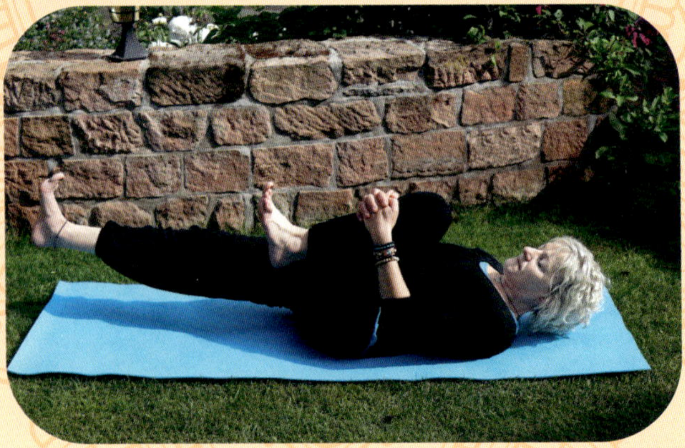

VERJÜNGUNGSÜBUNG

- Legen Sie sich in die Rückenlage.
- Ziehen Sie zuerst das rechte Bein an den Körper und drücken Sie es mit den Händen an den Bauch oder umarmen Sie es fest.
- Halten Sie das linke Bein gestreckt, ziehen Sie die Fußspitze Richtung Körper und heben Sie das Bein wenige Zentimeter vom Boden ab.
- Dann heben Sie den Kopf etwas an, schauen hoch Richtung Himmel und halten die Stellung ein paar Atemzüge. (Sollte es für den Nacken zu anstrengend sein, ziehen Sie die Stirn Richtung Knie oder legen den Kopf wieder ab.)
- Halten Sie das rechte Bein noch ein paar Atemzüge fest an den Bauch gedrückt, während Sie den Kopf nun wieder ablegen.
- Wechseln Sie danach das Bein. Ziehen Sie das linke Bein zum Körper heran, strecken Sie das rechte Bein lang aus und halten Sie es wenige Zentimeter über dem Boden.
- Heben Sie den Kopf wieder und halten Sie diese Stellung ein paar Atemzüge lang.
- Legen Sie zuerst wieder den Kopf ab, halten Sie das linke Bein noch ein paar Atemzüge fest.
- Zum Schluss bringen Sie die Arme neben den Körper und strecken die Beine nach vorne aus. Spüren Sie einen Moment mit geschlossenen Augen nach.

Abends:

Möchten Sie noch etwas zu sich nehmen, dann wird Ihnen vielleicht eine Tasse heiße Gemüsebrühe guttun.
Führen Sie die Ölmassage (siehe S. 32) heute am Abend durch. Nehmen Sie sich genügend Zeit dazu. Wickeln Sie sich geölt in Ihren Bademantel oder in ein großes weiches Bettlaken und lassen Sie das Öl so lange wie möglich einwirken. Schöne Musik und Kerzenlicht werden Ihren Wellnessabend abrunden.
Gönnen Sie sich nach einer heißen Dusche einen frühen Schlaf. Wann sind Sie das letzte Mal zeitig ins Bett gegangen?

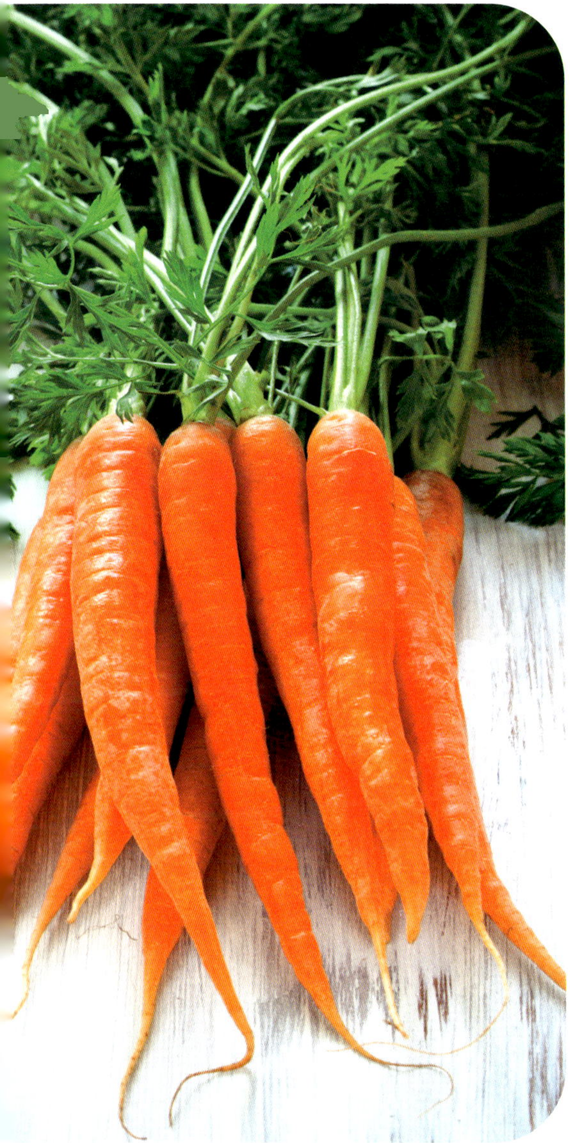

4. Fastentag

Was Sie heute in Ergänzung zur Einkaufsliste brauchen:

2 Karotten
1 Pastinake
frische Kräuter
1 Apfel
1 Mango

Morgens:

Begrüßen Sie den Tag mit dem Entgiftungscocktail (siehe S. 25) und probieren Sie anschließend einen grünen Tee, der etwas anregend wirkt. Dabei ist zu beachten, dass grüner Tee nicht mit kochendem Wasser aufgebrüht werden darf. Lassen Sie das Wasser etwas abkühlen, nachdem Sie es zum Kochen gebracht haben, und machen Sie einen ersten Aufguss, den Sie wegschütten. Den zweiten Aufguss lassen Sie etwa drei Minuten ziehen.
Versuchen Sie eine kleine Meditation, während Sie Ihren Tee genießen. Nehmen Sie bewusst die Wärme der Tasse in Ihren Händen wahr. Genießen Sie das Aroma und finden Sie heraus, welchen Geschmack Ihr Tee genau hat. Ist er bitter oder eher süßlich? Versuchen Sie die

ganze Zeit, während Sie Ihren Tee trinken, in der Gegenwart, im Hier und Jetzt zu bleiben und den Moment zu schätzen.

Mittags:

Karotten-Pastinaken-Suppe

Zutaten:
1/2 EL Ghee
1/2 TL Senfsamen
10–15 Curryblätter
1/2 TL Kurkuma
1/2 TL Koriander
Prise Asafoetida
1 Messerspitze Zimt
frischer Ingwer (ein haselnussgroßes Stück)
1 kleine Zwiebel
2 Karotten
1 Pastinake
Gemüsebrühe (Menge nach Bedarf, sodass das Gemüse im Topf bedeckt ist)
schwarzer Pfeffer
frische Kräuter

Zubereitung:
Ghee in einem Topf oder einer Pfanne erhitzen und darin zuerst die Senfsamen anrösten, bis sie platzen. Dann die Curryblätter und die restlichen Gewürze dazugeben. Ingwer und Zwiebel schälen, klein hacken und zum Gewürzfond hinzufügen. Karotten und Pastinake schälen, grob zerkleinern und mitdünsten. Die Gemüsebrühe hinzufügen und das Ganze ca. 20 Min. köcheln lassen. Zum Schluss die Suppe pürieren, mit Pfeffer abschmecken und mit frischen Kräutern bestreuen.

Nachmittags:

Beginnen Sie die Yoga-Auszeit wieder mit den Übungen, die Sie bereits während der vorangegangenen Fastentage kennengelernt haben. Es geht los mit der Yoga-Vollatmung (siehe S. 42), darauf folgen die Fötushaltung (siehe S. 44), die Drehübung (siehe S. 48) und die Verjüngungsübung (siehe S. 52). Am Schluss des Übungszyklus kommt die Bauchpresse neu hinzu.

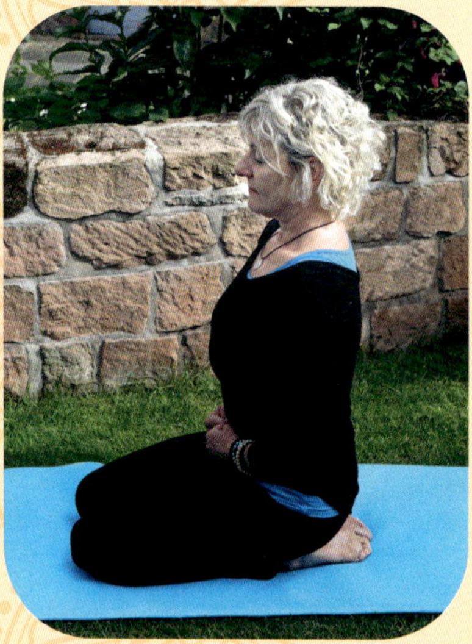

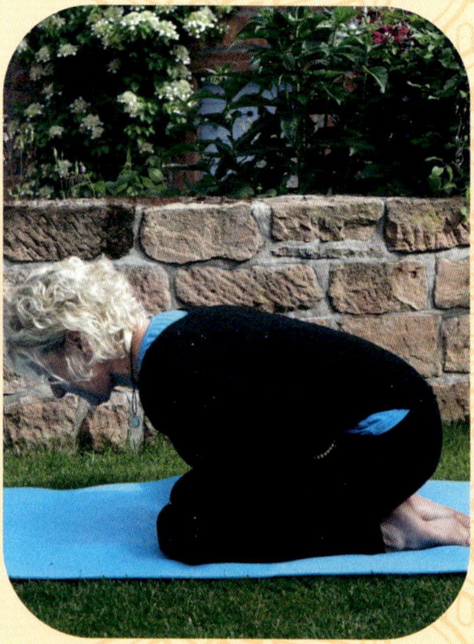

BAUCHPRESSE

- Setzen Sie sich in den Fersensitz und ballen Sie die Hände zu Fäusten, die Daumen liegen unter den restlichen Fingern.
- Legen Sie die Fäuste rechts und links neben Ihren Bauchnabel und beugen Sie sich langsam nach vorne, der Rücken darf rund werden, die Stirn geht Richtung Boden. Wenn Sie möchten, können Sie die Stirn auch auf einem kleinen Kissen ablegen.
- Halten Sie diese Stellung etwa zehn Atemzüge lang. Atmen Sie dabei ruhig in den Bauch. Spüren Sie nun, wie Ihre Fäuste über die Atmung den Darm massieren.
- Zum Nachspüren strecken Sie die Beine lang aus und stützen die Hände hinter Ihrem Rücken auf. Atmen Sie lang und tief, damit die Bauchorgane entspannen können.

Diese Übung kann auch auf einem Stuhl sitzend durchgeführt werden. Sie regt intensiv die Verdauung an.

Abends:

Gönnen Sie sich heute Abend ein Dessert! Dazu rösten Sie etwas Kardamom und Zimt in Ghee an und fügen einen klein geschnittenen Apfel und eine Mango hinzu. Nach dem Dünsten darf das Ganze mit einem Löffel Honig verfeinert werden.

Die Ölmassage (siehe S. 32) wird Ihnen auch heute Abend wieder guttun. Um die Entgiftung weiter zu unterstützen, nehmen Sie anschließend ein Bad mit basischen Salzen, nachdem das Körperöl lange genug eingewirkt hat. Dazu geben Sie drei bis vier Esslöffel basisches Salz in ein Vollbad. Entspannend wirken ätherische Öle wie Lavendel, Rose und Sandelholz, von denen Sie dem Badewasser einige Tropfen hinzufügen können. Die Haut ist das größte Ausscheidungsorgan des Körpers. Ein basisches Bad regt ihre ausscheidende Funktion an und unterstützt den Abtransport von Schlacken.

5. Fastentag

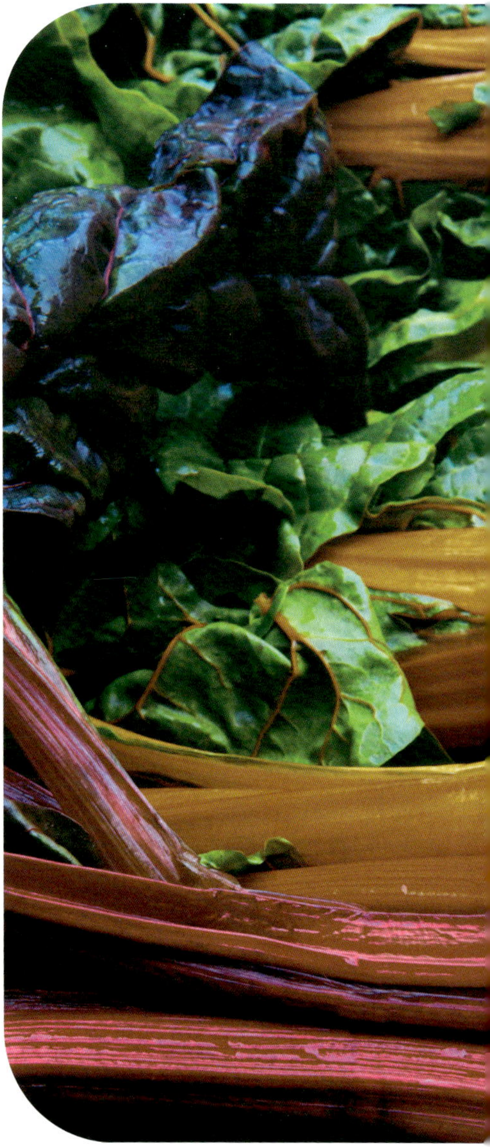

Was Sie heute in Ergänzung zur Einkaufsliste brauchen:

3 rote Paprika
ca. 250 g frischen Mangold
frische Kräuter
Fruchtsaft Ihrer Wahl (mit Ausnahme von Bananensaft)

Morgens:

Heute ist Ihr letzter ayurvedischer Fastentag, ab morgen fahren Sie mit den Aufbautagen fort. Genießen Sie also noch ein letztes Mal Ihren Entgiftungscocktail (siehe S. 25).
Gönnen Sie sich nach Ihrem Morgenritual einen meditativen Spaziergang. Falls Ihnen die Zeit dazu fehlt, verschieben Sie ihn auf den Abend. Entscheiden Sie sich für einen Weg, den Sie gut kennen und der möglichst ruhig gelegen ist. Gehen Sie entspannt und bewusst langsam. Entscheidend bei einem meditativen Spaziergang ist das Gehen selbst, nicht das Ankommen. Atmen Sie ruhig und tief und nehmen Sie achtsam jeden Schritt wahr.
Lassen Sie nach einer Weile die Fastenwoche noch einmal vor Ihrem inneren Auge Revue passieren. Was hat Ihnen

besonders gutgetan? Wie fühlt sich Ihr Körper heute an? Wie ist Ihr seelisches Befinden? Überlegen Sie, welche Rituale des ayurvedischen Heilfastens Sie vielleicht in Ihrem Alltag beibehalten möchten.
Pflegen Sie sich nach Ihrer Rückkehr mit einer Öl- oder einer Trockenbürstenmassage (siehe S. 32ff.). Sollten Sie am Vormittag keine Zeit dafür haben, verschieben Sie dieses Fastenritual auf den Abend.

Mittags:

Mangoldgemüse mit rotem Paprika

Zutaten:
3 rote Paprika
ca. 250 g frischer Mangold
1/2 EL Ghee
1 Prise Asafoetida
1 Messerspitze Ingwerpulver
1/4 TL Kurkuma
1/4 TL Kreuzkümmel
1 Prise Bockshornkleesamen
1 Prise Muskatnuss
1 Prise Salz
schwarzer Pfeffer
frische Kräuter

Zubereitung:
Paprika und Mangold waschen und in feine Streifen schneiden. Ghee in einem Topf oder einer Pfanne erhitzen. Gewürze darin rösten und das Gemüse dazugeben. Kurz dünsten und mit Muskatnuss, Salz und Pfeffer abschmecken. Mit frischen Kräutern bestreuen.

Nachmittags:

Machen Sie nacheinander alle Yogaübungen, die Sie bisher gelernt haben. Beginnen Sie mit der Yoga-Vollatmung (siehe S. 42), gehen Sie dann in die Fötushaltung (siehe S. 44) und machen Sie weiter mit der Drehübung (siehe S. 48), der Verjüngungsübung (siehe S. 52) und der Bauchpresse (siehe S. 56). Am Ende kommt noch das Dreieck als neue Übung hinzu und rundet das Programm zur Anregung des Verdauungsfeuers ab.
Das Dreieck belebt wichtige Muskelgruppen, stärkt den Rücken, regt Atem und Kreislauf an und wirkt energetisierend.

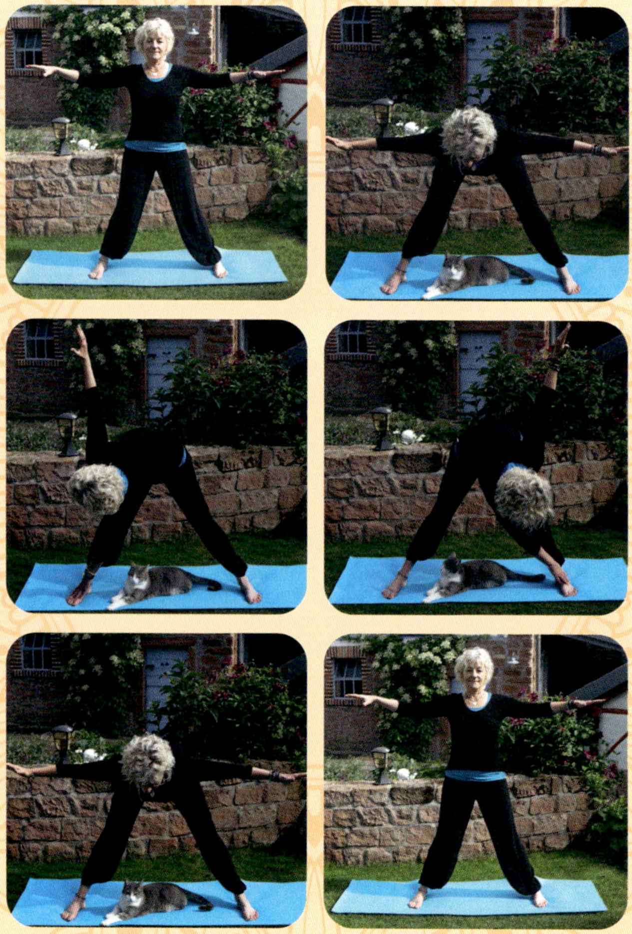

DREIECK

- Beginnen Sie im aufrechten Stand. Die Beine sind weit gegrätscht und die Fußspitzen zeigen nach vorne.
- Heben Sie beide Arme auf Schulterhöhe an und beugen Sie dann Ihren Oberkörper nach vorne in eine halbe Vorbeuge.
- Fassen Sie nun mit Ihrer linken Hand zum rechten Fußrücken oder Ihrem rechten Schienbein. Der rechte Arm zeigt senkrecht nach oben. Drehen Sie Ihren Kopf und Ihren Rücken so, dass Sie die rechte Hand sehen können. Verweilen Sie ein paar Atemzüge in dieser Haltung.
- Danach kommen Sie wieder in die halbe Vorbeuge zurück, die Arme zur Seite hin ausgestreckt.
- Drehen Sie sich nun zur linken Seite. Bringen Sie Ihre rechte Hand auf den linken Fußrücken oder das linke Schienbein und drehen Sie Ihren Rücken und Ihren Kopf so, dass Sie nun die linke Hand, die zur Decke zeigt, anschauen.
- Verweilen Sie wieder ein paar Atemzüge in dieser Haltung und kommen Sie dann wieder in die halbe Vorbeuge. Richten Sie Ihren Oberkörper wieder auf.
- Lassen Sie die Arme sinken und schließen Sie Ihre Beine. Spüren Sie noch einen Moment nach.
- Wenn Sie möchten, können Sie diese Übung mehrfach wiederholen.

Abends:

Sollten Sie das Gefühl haben, noch etwas zu sich nehmen zu müssen, dann wird Ihnen vielleicht eine Tasse heiße Gemüsebrühe guttun oder ein Fastencocktail (siehe S. 45).

Die drei Aufbautage

Nach dem Fasten ist es sinnvoll, nicht gleich wieder in den normalen Tagesrhythmus zu verfallen, sondern Körper, Geist und Seele anhand der drei Aufbautage langsam wieder in den normalen »Essensalltag« zurückzuführen. In kleinen Schritten gewöhnen wir den Organismus zuerst wieder an Kohlenhydrate und geben uns damit die Zeit zu spüren, was sich an unserem Essverhalten verändert hat. Zum Beispiel wie viel Nahrungsmittel nötig sind, um sich satt zu fühlen, und wie man sich nach dem Essen fühlt.
Beginnen Sie die drei Aufbautage mit einem Ritual zum Fastenbrechen und trinken Sie am Morgen des ersten Aufbautages ein Lassi. Dieses indische Joghurtgetränk ist leicht verdaulich und sorgt für eine gesunde Darmflora. Lassi gleicht die drei Bioenergien aus und stärkt das Immunsystem.

Lassi

200 g Joghurt und 100 ml stilles Mineralwasser vermischen. 1/4 TL Kardamom und 1/4 TL Zimt dazugeben. Mit braunem Vollrohrzucker oder Honig süßen und mit einem Schuss Sahne abrunden. Je nach Geschmack kann auch 1 TL Rosenwasser hinzugefügt werden.

Achtung: Auch wenn das Lassi noch so gut schmeckt, es macht sehr schnell satt. Genießen Sie es daher in Ruhe und seien Sie achtsam.

Während der drei Aufbautage sollte vorerst noch auf alles Schwere, wie z. B. Fleisch, Käse, Eier, Sahnesoßen, Süßigkeiten, Frittiertes und Fettes, verzichtet werden. Das Essen sollte warm und leicht verdaulich sein. Im Prinzip gelten die gleichen Regeln wie bei den Entlastungstagen (siehe S. 38).
Beginnen Sie den zweiten und den dritten Aufbautag mit einem leicht verdaulichen Frühstück, zum Beispiel mit in Ghee und Zimt gedünstetem Obst, Toast mit Ghee und Honig oder Getreide-/Reisbrei (1 Tasse Getreideflocken mit kaltem Wasser oder Milch ansetzen, anschließend

3–5 Minuten unter Rühren köcheln lassen), gewürzt mit Kardamom, Zimt und/oder Vanille und Honig. Wer weiterhin Gewicht reduzieren möchte, kann das Frühstück auch weglassen. Am ersten Aufbautag reicht es normalerweise, morgens ein Lassi zu trinken. Wer danach ein Hungergefühl verspürt, kann aber auch jetzt schon ein kleines Frühstück zu sich nehmen.

Wie bei den Entlastungstagen können Kohlenhydrate in das Essen integriert werden. Ideal wäre es, wenn Sie sich für die drei Aufbautage noch an die Fastenrezepte halten und dazu Basmatireis, Nudeln oder auch schon Kartoffeln essen. Kartoffeln mit Kräuterquark wären auch eine Idee oder Nudeln mit scharfem Gemüse.

Weiterhin sollte viel warmes Wasser oder Ingwerwasser getrunken werden, um die Stoffwechseltätigkeit zu unterstützen.

Wenn Sie die drei Aufbautage bewältigt haben, ist Ihre ayurvedische Heilfastenzeit abgeschlossen. Idealerweise fühlen Sie sich nun fit, gut gelaunt, frisch, konzentriert und voller Energie.

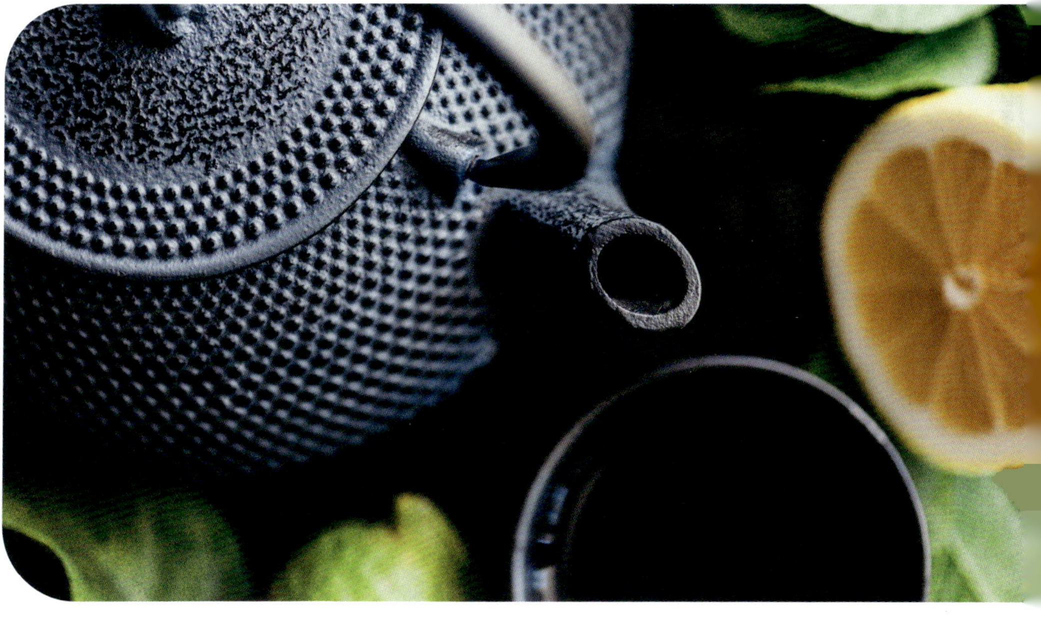

Alternative Fastenrezepte

Sollte das ein oder andere Gericht der Fastentage nicht Ihren Geschmack treffen, haben wir für Sie noch eine Reihe weiterer leckerer Rezepte zusammengestellt, die Sie ersatzweise zubereiten oder durch die Sie sich zu Eigenkreationen inspirieren lassen können. Wie schon erwähnt, können Sie auch Ihr Lieblingsgemüse kaufen und mit den von Ihnen bevorzugten Gewürzen zubereiten. Achten Sie aber darauf, dass Sie während der Fastenwoche auf Kartoffeln verzichten. Wenn Sie gedünstetes Obst vorziehen, dann die Bananen weglassen.

Gemüsepfanne italienisch

Zutaten:
1/2 Gemüsezwiebel
1 Knoblauchzehe
1/4 TL Thymian, getrocknet
1/4 TL Oregano, getrocknet
1/2 EL Ghee
1 gelbe und 1 rote Paprika
1/2 Aubergine
1/2 Zucchini
Salz
schwarzer Pfeffer
frische Kräuter

Zubereitung:
Die Zwiebel in grobe Würfel schneiden, den Knoblauch dazu pressen, mit Thymian sowie Oregano würzen und in Ghee anbraten. Paprika, Aubergine und Zucchini in Würfel schneiden. Zuerst die Aubergine dazugeben und 2 Minuten anbraten, bevor die Paprika und Zucchini hinzugefügt werden. Das Gemüse nur so lange garen, bis es bissfest ist. Mit Salz und Pfeffer würzen und mit frischen Kräutern bestreuen.

Zucchinisuppe

Zutaten:
1/2 EL Ghee
1/2 TL Fenchelsamen
10 Curryblätter
1 Messerspitze Ingwerpulver
1/2 TL Kurkuma
1/2 TL Koriander
1/4 TL Kreuzkümmel
2 kleine Zucchini
1 Stange Lauch
Gemüsebrühe (Menge nach Bedarf, sodass das Gemüse im Topf bedeckt ist)
schwarzer Pfeffer
frische Kräuter, z.B. Zitronenmelisse

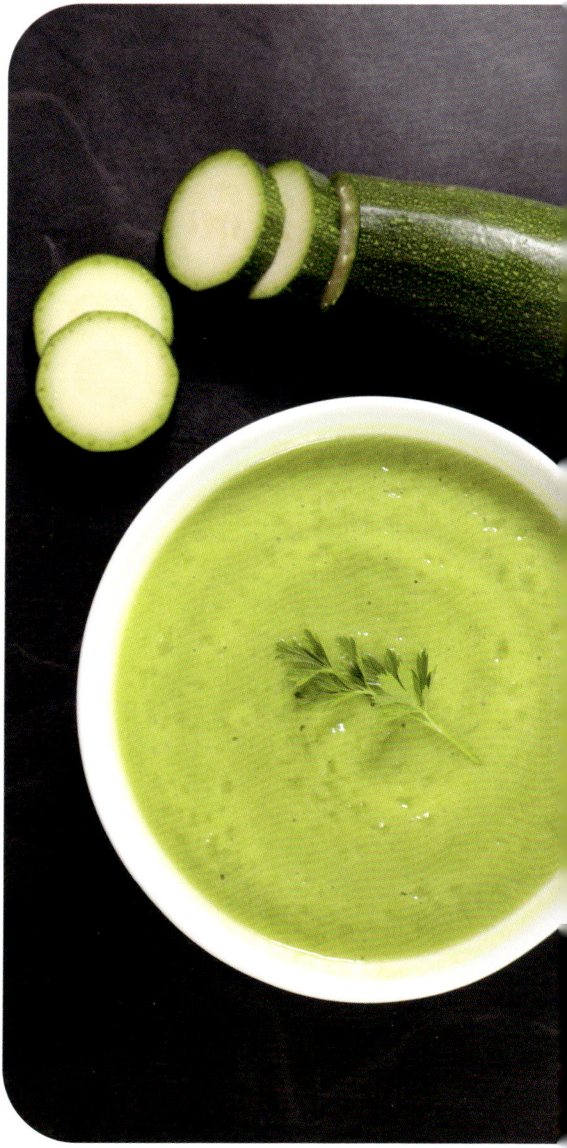

Zubereitung:
Zuerst die Fenchelsamen und die Curryblätter in Ghee anrösten. Danach die restlichen Gewürze dazugeben. Zucchini und Lauch in Stücke schneiden und mitdünsten. Gemüsebrühe hinzufügen und ca. 15 Minuten köcheln lassen. Die Suppe pürieren und mit schwarzem Pfeffer und frischen Kräutern abschmecken.

Rosenkohl mit Frühlingszwiebeln

Zutaten:
250 g Rosenkohl
1/2 EL Ghee
1/2 TL Kurkuma
1/4 TL Kreuzkümmel
1 Messerspitze Zimt
1/4 TL Koriander
1 Messerspitze Ingwerpulver
2–3 Frühlingszwiebeln
schwarzer Pfeffer
Salz

Zubereitung:
Rosenkohl bissfest garen. Gewürze im Ghee anrösten. Frühlingszwiebeln klein schneiden und dazugeben. Rosenkohl im Gewürzfond rösten und mit Pfeffer und Salz abschmecken.

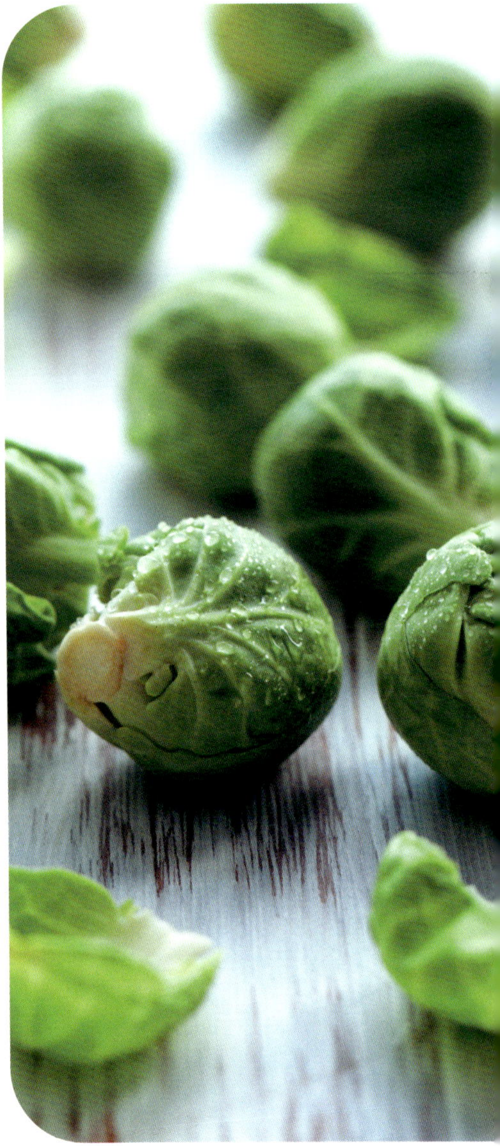

Fenchelgemüse mit Apfel

Zutaten:
1/2 EL Ghee
1/2 TL Senfsamen
10 Curryblätter
frischer Ingwer (ein haselnussgroßes Stück)
1/2 TL Koriander
1 Prise Bockshornkleesamen
1 Messerspitze Zimt
1 Fenchelknolle
1 Apfel
1 rote Paprika
Ingwerwasser oder Yogitee (ein Schuss zum Ablöschen)
Salz
schwarzer Pfeffer

Zubereitung:
Senfsamen im Ghee rösten, bis sie platzen. Curryblätter in der Hand zerreiben und mit dem gehackten frischen Ingwer dazugeben. Dann die restlichen Gewürze mitrösten. Fenchel, Apfel und Paprika fein geschnitten darin anbraten. Mit Ingwerwasser oder Yogitee ablöschen und köcheln lassen. Mit Salz und Pfeffer abschmecken.

Gedünstetes Obst

Zutaten:
1/2 TL Ghee
1/4 TL Zimt
1 Messerspitze Kardamom
1 Apfel
1 Birne
1 Papaya
verschiedene Beerenfrüchte

Zubereitung:
Zimt und Kardamom im Ghee rösten, klein geschnittenes Obst dazugeben und bissfest dünsten.

Chicorée mit Möhren und Zucchini

Zutaten:
1/2 EL Ghee
1/2 TL Senfsamen
1/4 TL Kurkuma
1/2 TL Koriander
1 große Möhre
1 Zucchini
Ingwerwasser (ein Schuss zum Ablöschen)
2 Chicorée
Salz
schwarzer Pfeffer
etwas Honig

Zubereitung:
Senfsamen im Ghee rösten, bis sie platzen, restliche Gewürze dazugeben. Möhre und Zucchini in Streifen schneiden und mitrösten. Mit Ingwerwasser ablöschen und köcheln lassen, bis das Gemüse bissfest ist. Chicorée in dicke Streifen schneiden und kurz dazugeben. Mit Salz, schwarzem Pfeffer und Honig abschmecken.

Zucchini mit Tomaten

Zutaten:
1/2 EL Ghee
1/2 TL Fenchelsamen
10 Curryblätter
1/4 TL Koriander
1/4 TL Kurkuma
1/4 TL Kreuzkümmel
2 mittelgroße Zucchini
2 Tomaten
brauner Zucker oder Honig
Salz
schwarzer Pfeffer
frische Kräuter

Zubereitung:
Ghee erhitzen. Zuerst die Fenchelsamen und Curryblätter darin anrösten, dann die restlichen Gewürze dazugeben. Zucchini in dünne Scheiben schneiden und im Gewürzfond anbraten, bis sie bissfest sind. Tomaten in Würfel schneiden, mit etwas braunem Zucker oder Honig hinzufügen und auf kleiner Flamme weiterköcheln lassen. Mit Salz und Pfeffer würzen und mit frischen Kräutern garnieren.

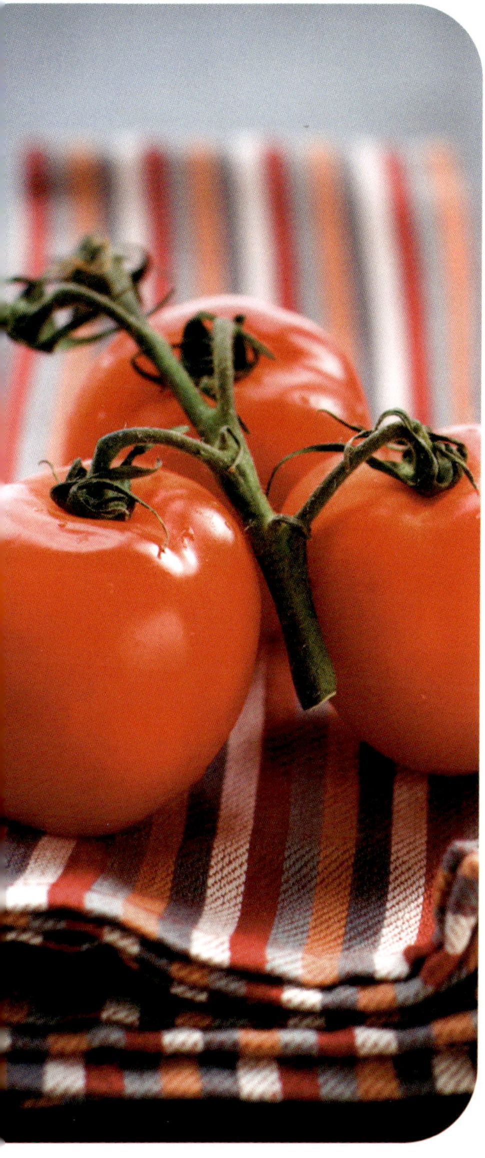

Wintergemüse ayurvedisch

Zutaten:
1/2 EL Ghee
1/2 TL Senfsamen
1/2 TL Fenchelsamen
1/4 TL Kurkuma
1/4 TL Koriander
1 Messerspitze Zimt
frischer Ingwer (ein haselnussgroßes Stück)
1 Stange Lauch
1/2 kleiner Weißkohl
1 große Karotte
schwarzer Pfeffer
Salz
frische Kräuter

Zubereitung:
Im erhitzten Ghee zuerst die Senfsamen anrösten, bis sie platzen, dann die Fenchelsamen und restlichen Gewürze mitrösten. Ingwer klein gehackt dazugeben. Lauch in Ringe schneiden, Weißkohl und Karotte klein schneiden. Alles hinzufügen und schmoren, bis es bissfest ist. Mit schwarzem Pfeffer und Salz abschmecken. Mit frischen Kräutern bestreuen.

Blumenkohl mit Lauch

Zutaten:
1/2 Blumenkohl
1 Stange Lauch
1/2 EL Ghee
1/2 TL Senfsamen
1/2 TL Kurkuma
1/4 TL Koriander
1 Messerspitze Kardamom
1 Messerspitze Zimt
frischer Ingwer (ein haselnussgroßes Stück)
Ingwerwasser (ein Schuss zum Ablöschen)
Salz
schwarzer Pfeffer
frische Kräuter

Zubereitung:
Den Blumenkohl in kleine Röschen zerteilen, den Lauch in Ringe schneiden. Ghee erhitzen und Senfsamen darin rösten, bis sie platzen. Dann die restlichen Gewürze hinzufügen. Klein gehackten Ingwer und Lauch darin anrösten. Blumenkohl kurz in Wasser blanchieren und zum Lauch geben. Mit Ingwerwasser ablöschen und köcheln lassen, bis das Gemüse bissfest ist. Mit Salz und Pfeffer abschmecken und mit frischen Kräutern garnieren.

Sauerkrautsuppe

Zutaten:
1/2 EL Ghee
1 TL Senfsamen
1/2 TL Kurkuma
1/4 TL Koriander
1 Messerspitze Zimt
1 Messerspitze Kardamom
frischer Ingwer (ein haselnussgroßes Stück)
1/2 Zwiebel
250 g Sauerkraut
Gemüsebrühe (Menge nach Bedarf, sodass das Kraut bedeckt ist)
75 g Weintrauben
1 TL Honig
schwarzer Pfeffer

Zubereitung:
Im erhitzten Ghee zuerst die Senfsamen anrösten, bis sie platzen, dann die restlichen Gewürze mitrösten. Ingwer und Zwiebel klein gehackt hinzufügen und glasig dünsten. Sauerkraut und Gemüsebrühe dazugeben und zugedeckt ca. 10 Minuten kochen. Weintrauben und Honig hinzufügen und weitere 2–3 Minuten garen. Mit schwarzem Pfeffer abschmecken.

Hokkaido-Apfel-Curry

Zutaten:
frischer Ingwer (ein haselnussgroßes Stück)
1/2 Zwiebel
1 Knoblauchzehe
1/2 kleiner Hokkaido
1 Apfel
3 braune Champignons
1/2 Zucchini
1/2 EL Ghee
1/2 TL Senfsamen
10 Curryblätter
1 Messerspitze Zimt
1/2 TL Currypulvermischung
Salz
schwarzer Pfeffer
frischer Koriander

Zubereitung:
Ingwer, Zwiebel, Knoblauch, Kürbis, Apfel und Gemüse klein schneiden. Im erhitzten Ghee zuerst die Senfsamen rösten, bis sie platzen, dann Curryblätter zugeben und danach Zimt und Currymischung unterheben. In diesen Fond Ingwer, Zwiebel und Knoblauch geben und darin anrösten. Den Kürbis hinzufügen und etwas später den Apfel und das restliche Gemüse mitgaren, bis alles bissfest ist. Mit Salz und Pfeffer abschmecken und mit frischem Koriander garnieren.

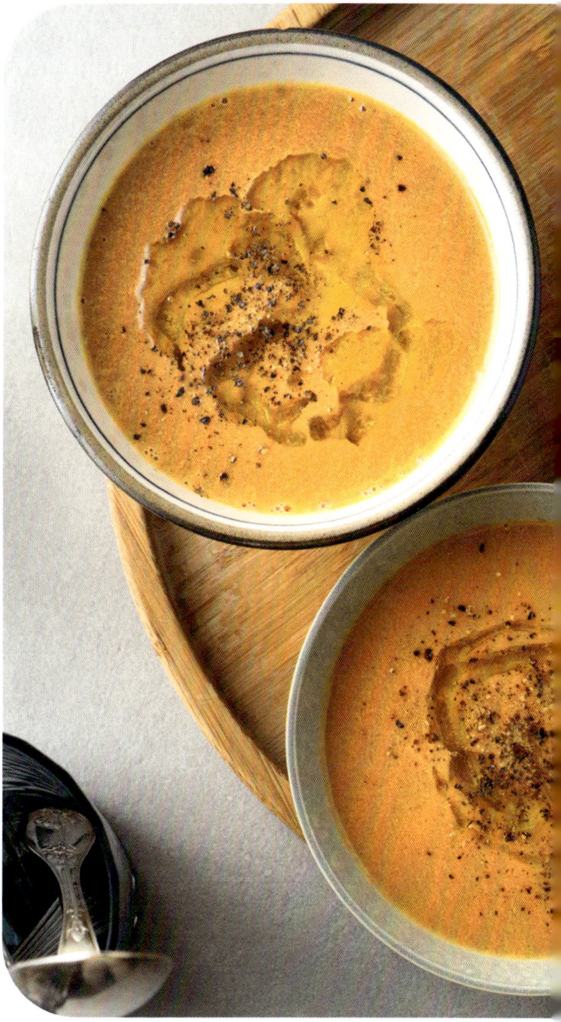

Begleiterscheinungen beim Fasten

Das ayurvedische Heilfasten ist zwar eine relativ sanfte Methode, um Körper, Geist und Seele zu entgiften und zu reinigen, nichtsdestotrotz können unter Umständen mehr oder minder unangenehme Nebenwirkungen auftreten. Oft hängen diese direkt mit der Ernährungsumstellung zusammen und lassen sich dementsprechend auch leicht behandeln.

Das Fasten führt aber auch dazu, dass psychische Probleme in Form von körperlichen Beschwerden an die Oberfläche gelangen können. Nehmen Sie sich also ein wenig Zeit, Ihr Symptom genauer zu betrachten und zu erforschen, ob ihm vielleicht eine psychische Ursache zugrunde liegt. Dies kann das Verdrängen eines wichtigen Lebensthemas sein, das Gefühl von Hilflosigkeit, Probleme mit den vorliegenden Familienstrukturen oder Ähnliches. Betrachten Sie die Zeit des Fastens als Chance, sich mit Ihrer Lebenssituation auseinanderzusetzen.

Sind körperliche Beschwerden direkt auf das Fasten zurückzuführen, helfen die im Folgenden beschriebenen Rezepte und Verfahren. Sollten die Probleme massiver oder in anderer Form auftreten, zögern Sie bitte nicht, einen Arzt oder Heilpraktiker aufzusuchen.

1. Verstopfung/Obstipation

Kommt es beim Fasten zu Verstopfung, kann dies unterschiedliche Ursachen haben. Entweder funktionelle, da keine Ablenkung durch das Essen besteht und psychische Probleme zutage treten, oder organische, die darauf zurückzuführen sind, dass sich zu wenig Speisebrei im Magen-Darm-Trakt befindet. Der Stuhlgang symbolisiert das Ergebnis des Verdauungsprozesses – geistig wie materiell. Hier wird deutlich, wie Kritik geäußert werden kann und ob jemand in der Lage ist, das abzugeben, was nicht mehr gebraucht wird.

Wenn Sie zwei bis drei Tage keinen Stuhlgang haben, ist das noch kein Problem, da während des Fastens ja auch nur wenig Nahrung aufgenommen wird. Wenn Sie nicht unter einem Blähbauch oder Schmerzen leiden, kann dieser Zustand auch noch etwas länger andauern, ohne dass es nötig wäre einzugreifen.

Sollten Sie sich unwohl fühlen, tut eine Tasse Fastencocktail (siehe S. 45) morgens auf nüchternen Magen getrunken gut. Bei hartnäckiger Verstopfung hilft auch warmer Sauerkrautsaft oder eine Tasse Sennesblättertee. Auch die Yogaübungen wirken verdauungsfördernd. Im Bedarfsfall sollten Sie sich ihnen einfach etwas intensiver widmen.

2. Schmerzen in den Beinen

Beim Entgiften während des Fastens kann es zu einer Übersäuerung im Gewebe kommen. Hier helfen basische Salzbäder. Basisches Salz regt die Haut an, überschüssige Säuren und Schadstoffe auszuleiten. Die Talgdrüsen produzieren mehr Fett, die Haut bleibt geschmeidig und pflegt sich selbst. Zudem wird das Bindegewebe entsäuert, das Knorpelgewebe verbessert, Muskelschmerz gelindert, die Milchsäure in Muskel und Gewebe reduziert und die Mineralfreisetzung aus den Knochen vermindert.

Eine effektive Alternative bieten basische Salzstrümpfe. Die Füße gelten in der Naturheilkunde als Hilfsnieren. Die Ausscheidung von Säuren, Giften und Schadstoffen erfolgt daher besonders intensiv über die Haut der Füße und Beine. Gerade zu Beginn einer Entschlackungs- oder Fastenkur sind basische Strümpfe, über Nacht getragen, ein hervorragendes Mittel, um akute Beschwerden zu lindern.

ANWENDUNG BASISCHER STRÜMPFE:

- 1 gehäuften TL basisches Badesalz in ca. 0,5–1 l heißes Wasser streuen und gut auflösen.
- Die dünnen Innenstrümpfe hineinlegen, bis sie durch und durch nass sind. Dann auswringen, bis sie nicht mehr tropfen.
- Die feuchten Innenstrümpfe anziehen, die trockenen Außenstrümpfe darüber ziehen.
- Bei kalten Füßen empfiehlt sich eine Wärmflasche.
- Die beste Wirkung erzielt man, wenn man die basischen Strümpfe über Nacht trägt, aber natürlich können sie auch zu jeder anderen Tageszeit angelegt werden.
- Die Innenstrümpfe nach jeder Anwendung waschen.

3. Rückenschmerzen

Rückenschmerzen können durch Übersäuerung der Muskeln entstehen. Es kann aber auch vorkommen, dass während des Fastens alte Beschwerden wieder auftauchen, die noch nicht vollständig verarbeitet wurden.
Ischialgie/Hexenschuss ist ein häufig auftretendes Symptom einer einseitigen Sichtweise auf ein Problem, die auch ein Gefühl der Hilflosigkeit bewirken kann. Während des Fastens muss der Familienalltag normal weiterlaufen und dadurch fehlt manchmal einfach die Zeit für sich selbst.
Bei Rückenschmerzen ist es ganz wichtig, mit warmen Ölmassagen und Ruhe für Ausgleich zu sorgen. Gegen die Übersäuerung kann auch in diesem Fall ein basisches Bad helfen.

4. Wadenkrämpfe

Durch das Entgiften und eine mögliche Übersäuerung kann es vermehrt zu Wadenkrämpfen kommen.
Auch in diesem Fall helfen basische Strümpfe (siehe S. 73) oder die »heiße Sieben«, eine Anwendung, die besonders intensiv wirkt.

Die »heiße Sieben«:

- Geben Sie 10 Tabletten des Schüssler-Salzes Nr. 7 (Magnesium phosphoricum) in eine Tasse und übergießen Sie sie mit heißem Wasser.
- Rühren Sie das Ganze auf keinen Fall mit einem Metalllöffel um. Die Tabletten lösen sich nach wenigen Minuten von selbst auf.
- Trinken Sie die »heiße Sieben« in kleinen Schlucken.

5. Schlafstörungen

Im Schlaf verarbeiten wir Konflikte und Probleme auf einer neutraleren, unbewussten Ebene. Während des Fastens wird das Vata erhöht und es kann dadurch zu Ein- bzw. Durchschlafstörungen kommen.
Schlaffördernd wirkt warmes Kokosnussöl, das Sie mit etwas Zitronensaft auf dem Scheitel verreiben. Außerdem können warme Fußbäder vor dem Schlafengehen helfen.

BASISCHES FUSSBAD:

- Für ein basisches Fußbad gießen Sie 37–40° warmes Wasser (damit sich die Hautporen öffnen) in eine geeignete Schüssel. Fügen Sie anschließend basisches Salz wie in der Packungsbeilage empfohlen hinzu. Alternativ können Sie auch Natron verwenden. Der pH-Wert sollte bei 8,0 oder höher liegen. In der Apotheke erhalten Sie Streifen, um den Wert zu messen.
- Das Fußbad sollte mindestens 30 Minuten dauern, ideal sind 60 Minuten oder mehr. Dabei sollten Sie natürlich auch auf Ihren Körper hören und das Fußbad abbrechen, wenn es unangenehm wird. Die Füße sollten danach einfach an der Luft trocknen und nicht eingecremt werden.
- Um den Kreislauf zu entlasten, sollten Sie vor und während des Fußbads viel trinken.

6. Kopfschmerzen

Wenn Sie während des Fastens unter Kopfschmerzen leiden, die durch Kaffeeentzug verursacht werden, hilft das homöopathische Medikament Coffea D12 (fünf Globuli bei Bedarf).

Es könnte aber auch sein, dass die Schmerzen durch die allgemeine Entgiftung verursacht werden. In diesem Fall lindern basische Fußbäder und Ruhe die Schmerzen.

7. Hautprobleme

Die Haut ist ein Spiegel dessen, wie es in uns aussieht. Über die Haut findet auch der größte Teil unserer Entgiftung während des Fastens statt. Sollte es zu Hautjucken oder anderen Problemen kommen, können viel Trinken und das tägliche Einölen Abhilfe leisten.

8. Allergien

Beim Fasten kann eine längst verloren geglaubte Allergie wieder aufblühen, da in manchen Fällen alte Konflikte wieder an die Oberfläche treten.

Das Fasten bietet aber auch die Chance, eine bestehende Allergie zu betrachten, die Hintergründe bewusst wahrzunehmen und dadurch den Organismus dazu zu bringen, die Selbstheilungskräfte in Gang zu setzen. Hierbei kann Sie Ihr Heilpraktiker oder Therapeut unterstützen.

9. Konflikte

Beim Fasten können verschiedene Konflikte sichtbar werden. Auch alte, schon längst vergessene Traumen können reaktiviert werden, wenn sie noch nicht ganz verarbeitet sind. Ein Grund hierfür ist, dass die Probleme nicht durch das Essen verdeckt werden können.

Unterstützung bei der Verarbeitung bietet Ihnen auch in diesem Fall ein Heilpraktiker oder Therapeut. Scheuen Sie sich nicht davor, sich Hilfe zu holen.

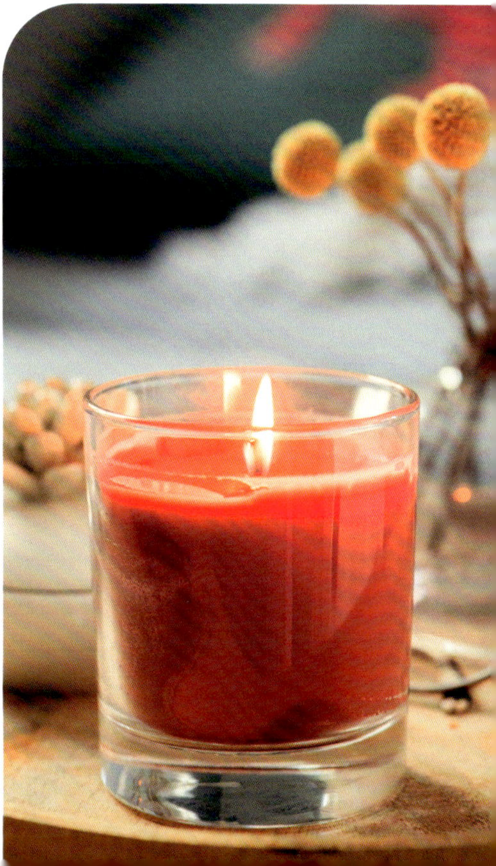

Häufig gestellte Fragen zum Fasten

1. Kann ich mit dem ayurvedischen Heilfasten auch abnehmen?

Ja, in den insgesamt elf Tagen (mit Entlastungs- und Aufbautagen) wird durch die Stoffwechselanregung auch die Fettverbrennung in Gang gesetzt. Durchschnittlich nehmen unsere Teilnehmer in dieser Zeit etwa zwei Kilogramm ab. Das Fasten ist auch ein guter Einstieg für weiterführende Maßnahmen zur Gewichtsreduktion.

2. Gibt es beim ayurvedischen Heilfasten auch einen Jo-Jo-Effekt?

Normalerweise nicht. Wenn das Agni gestärkt ist, kommt es danach, beim normalen Essen, nicht zum sogenannten Jo-Jo-Effekt, bei dem die verlorenen Kilos sofort wieder zugenommen werden, da das Verdauungsfeuer höher brennt und die aufgenommene Nahrung besser verarbeitet werden kann. Durch das regelmäßige Fasten zweimal im Jahr kann das Gewicht konstant gehalten werden.

3. Ich habe schon mittels des Tests (siehe S. 89) meinen Konstitutionstyp ermittelt. Muss ich das Fastenprogramm dementsprechend anpassen?

Nein, das ayurvedische Heilfasten läuft für alle Konstitutionstypen gleich ab.

4. Ich nehme Medikamente. Kann ich trotzdem fasten?

Wenn Sie Medikamente nehmen, unter Krankheiten, Beschwerden oder besonderen Allergien leiden, sollten Sie in jedem Fall mit Ihrem Arzt oder Heilpraktiker Rücksprache halten.

5. Ich bin Raucher. Was heißt das für mich, wenn ich fasten möchte?

Da Sie sich durch das Rauchen wieder Giftstoffe von außen zuführen, ist es das Beste, während des Fastens ganz auf das Rauchen zu verzichten oder es zumindest stark einzuschränken.

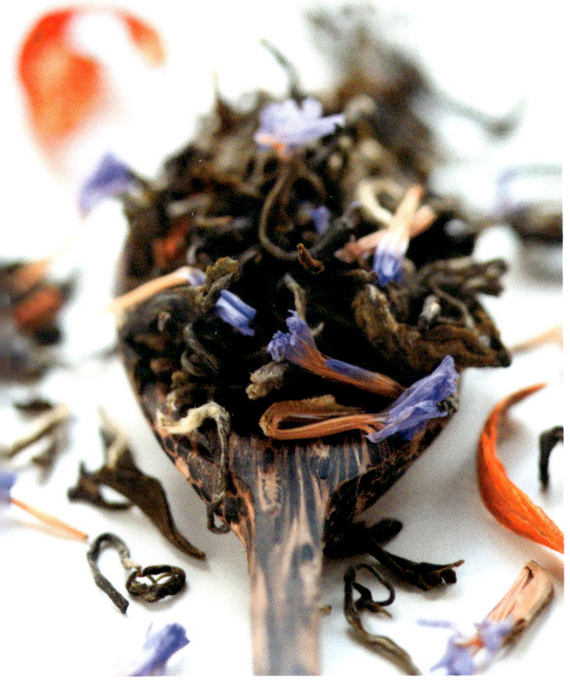

6. Ich kann das Ingwerwasser nicht trinken, welche Alternative habe ich?

Statt Ingwerwasser können Sie heißes Wasser trinken, das Sie auch mit etwas Zitronen- oder Limettensaft anreichern können. Eine andere Geschmacksvariante, die milder als das normale Ingwerwasser schmeckt, ist ein halber Teelöffel gemahlenen Ingwerpulvers auf einen Liter heißes Wasser.

7. Darf während des Fastens Salz verwendet werden?

Ja, im Ayurveda wird Salz nicht abgelehnt. Im Gegenteil, der menschliche Organismus braucht es, um zu funktionieren. Außerdem hat es einen stärkenden Effekt auf Agni. Allerdings sollte Salz nur in Maßen aufgenommen werden. Schon eine kleine Menge Salz kann einem Menschen Stabilität verleihen. Wichtig ist auch immer die Qualität des Salzes. Am besten greifen Sie z. B. auf Himalaya- oder Steinsalz zurück.

8. Kann ich während des Fastens Sport machen?

Ja, meistens fühlt man sich sogar leistungsfähiger als sonst. Allerdings sollte jeder für sich entscheiden, ob er sich fit genug fühlt und ob er Lust darauf hat.

9. Welche Teesorten darf ich trinken?

Erlaubt sind alle Gewürztees, Kräutertees und etwas grüner Tee. Vermieden werden sollten alle roten Teesorten, z. B. Früchtetees.

10. Welche Obstsorten sind erlaubt?

In gedünsteter Form fast alle. Ananas jedoch nur in geringen Mengen und Bananen bitte ganz weglassen.

11. Welche Gemüsesorten sind erlaubt?

Alle außer Kartoffeln und Auberginen.

12. Soll ich zwischendurch noch mal abführen?

Nein, das ist nicht nötig, da die Verdauung durch die Aufnahme der Gewürze beim Mittagessen von selbst in Gang kommen sollte.
Ein Einlauf ist nicht ausdrücklich verboten, wenn es mit dem Abführen nicht geklappt hat oder die Verdauung nicht in Gang kommt, und kann auch mit speziellen ayurvedischen Ölen verabreicht werden. In diesem Fall sollten Sie aber Rücksprache mit einem Ayurveda-Spezialisten oder Heilpraktiker halten.

13. Ich kann die ayurvedischen Gewürze nicht mehr sehen.

Macht nichts, das kann vorkommen. Greifen Sie auf einheimische Kräuter zurück (Basilikum, Thymian, Oregano, Petersilie) und würzen Sie mit Salz, schwarzem Pfeffer und Paprika. Im Rezeptteil finden Sie als Alternative auch eine italienische Gemüsepfanne (siehe S. 64).

14. Das Abführen klappt bei mir nicht, was kann ich tun?

Unterstützend kann morgens auf nüchternen Magen der Fastencocktail (siehe S. 45) getrunken werden. Mittags können Sie auch die Sauerkrautsuppe (siehe S. 70) ausprobieren.

15. Mir wurde nach dem Trinken des Rizinusöls übel.

Bei Übelkeit sollten Sie sofort aufhören, Wasser zu trinken, und sich möglichst nicht hinlegen, sondern bewegen.
Wenn Sie schon wissen, dass Sie Rizinusöl nicht gut vertragen, nehmen Sie ersatzweise auf keinen Fall Glaubersalz. Eine gute Alternative stellen Rizinusöl-Kapseln oder Sennesblättertee dar.

16. Das letzte Mal ging es mir so gut beim Fasten, doch dieses Mal geht es mir richtig schlecht.

Wir empfinden das Fasten jedes Mal anders. Das hängt mit den Jahreszeiten zusammen, mit den Rahmenbedingungen und dem persönlichen Zustand. Achten Sie einfach darauf, dass Sie Ihre Fastenwoche nicht für einen Zeitraum einplanen, in dem Sie besonderer Anspannung oder Belastung ausgesetzt sind.

17. Ich bin den ganzen Morgen schwach und nicht leistungsfähig. Erst gegen Mittag geht es mir besser.

In diesem Fall ist es hilfreich, einen weiteren Entgiftungscocktail (siehe S. 25) zu sich zu nehmen oder Rosmarintee zu trinken.

18. Was ist, wenn es mir im Laufe des Tages schwindelig wird oder ich sehr schwach bin?

Auch hier hilft ein Glas des Entgiftungscocktails (siehe S. 25) schnell weiter oder auch der Fastencocktail (siehe S. 45).

19. Ich war in der Sauna und nach drei Gängen wurde mir schwindelig.

Wenn Sie beim Saunen Probleme haben sollten, trinken Sie noch mehr als normalerweise und süßen Sie Ihren Tee mit Honig. Die einzelnen Gänge in der Sauna sollten Sie etwas verkürzen und in dieser Phase mehr ruhen.

20. Ich schwitze viel mehr als sonst.

Der Stoffwechsel wird während des Fastens angefeuert und dadurch kann es zu vermehrtem Schwitzen kommen. Das sollte Sie also keinesfalls beunruhigen.

21. Ich bin so weinerlich drauf.

Das kommt wahrscheinlich von der feinstofflichen Entgiftung. Emotionale Verletzungen, nicht gelebte Trauer und Ähnliches können in der Fastenzeit fühlbar werden. Im normalen Alltag decken wir unsere Probleme gerne mit Essen und Süßigkeiten zu. Wichtig ist es in solch einem Fall, sich Zeit für sich selbst zu nehmen und die Massagen nicht zu vergessen. Das Einölen verleiht uns zusätzlich Schutz und Wohlbefinden. Das Weinen ist außerdem ein gutes Zeichen, dass die Entgiftung in Gang ist.

22. Ich fühle mich richtig gut und würde gerne weiter fasten.

Bei diesem klaren Fastenkonzept geht es auch darum, die Lebensenergien zu erhöhen, und das erreichen wir, indem wir uns strikt an die Regeln halten und die Entlastungs- und Aufbautage einhalten. Bei längerem Fasten könnte es zur Auszehrung kommen und zu Energieverlust. Nehmen Sie sich lieber in Zukunft einen festen Tag in der Woche vor, um daraus einen Fastentag zu machen.

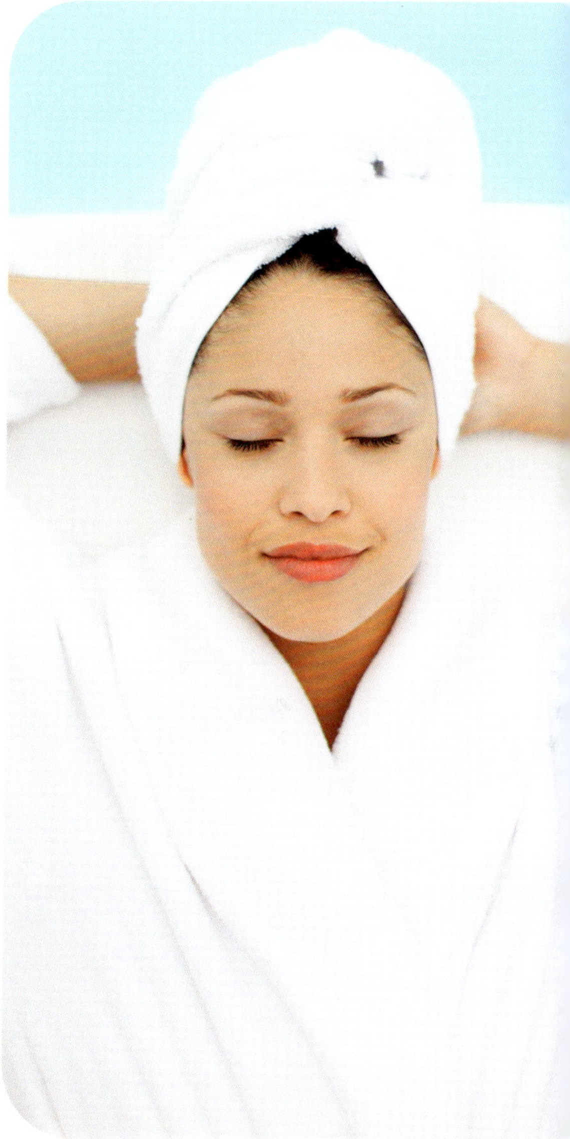

GESUND BLEIBEN MIT AYURVEDA

Ayurveda für den Alltag

Wenn Sie Gefallen am ayurvedischen Heilfasten gefunden, die wohltuende Wirkung genossen haben und Ihrem Körper, Ihrem Geist und Ihrer Seele dauerhaft Gutes tun möchten, sollten Sie die ayurvedischen Grundprinzipien in Ihren Alltag integrieren. Wenn man den Empfehlungen der altindischen Lehre Folge leistet und gewisse Regeln beachtet, fördert man dauerhaft das innere Gleichgewicht und die Gesundheit.

Als Lebensphilosophie fordert Ayurveda uns auf, unseren Alltag in größtmöglicher Bewusstheit zu leben. Um vollkommene Gesundheit zu erlangen, muss man zuerst erkennen, wie die eigene Natur beschaffen ist. Dazu muss man kein Psychologe oder Philosoph sein, sondern lediglich aufmerksamer Beobachter seiner selbst.

Die ayurvedische Konstitutionslehre stellt eine große Hilfe dar, wenn es darum geht, seinem eigenen Wesen ein Stück näherzukommen. Sie basiert auf den einzelnen Bioenergien, die bereits auf den Seiten 14 f. beschrieben wurden. Sie bestimmen unsere Gesundheit, unsere äußere Erscheinung, unseren geistigen und emotionalen Zustand. Wir sind alle von diesen Bioenergien geprägt. Doch welche Energie und welche Eigenschaften bei uns überwiegen, das hängt mit unserer Konstitution, unserer Lebensweise und Umgebung zusammen. Jeder Mensch ist eine einzigartige Mischung aus Vata, Pitta und Kapha. Jeder von uns hat seine ganz eigene Konstitution. Für das Wohlbefinden ist es entscheidend, dass die Energien in sich stabil und in ihrem Zusammenspiel in Balance sind.

Ist die natürliche Harmonie der Bioenergien gestört, kann dies Krankheiten verursachen. Daher ist das Wissen um die Eigenschaften so wichtig, denn mit der Regulierung der Bioenergien, einer Vermehrung oder Verminderung, kann man stabilisierend auf den Organismus einwirken und die Gesundheit fördern.

Wir werden Ihnen im Folgenden daher das nötige Know-how für die Bestimmung Ihres Konstitutionstyps an die Hand geben und Ihnen detailliert zeigen, wie Sie Ihren Lebensstil idealerweise an Ihre Konstitution anpassen, welche Maßnahmen für Sie empfehlenswert sind und wie Sie sich typgerecht ernähren.

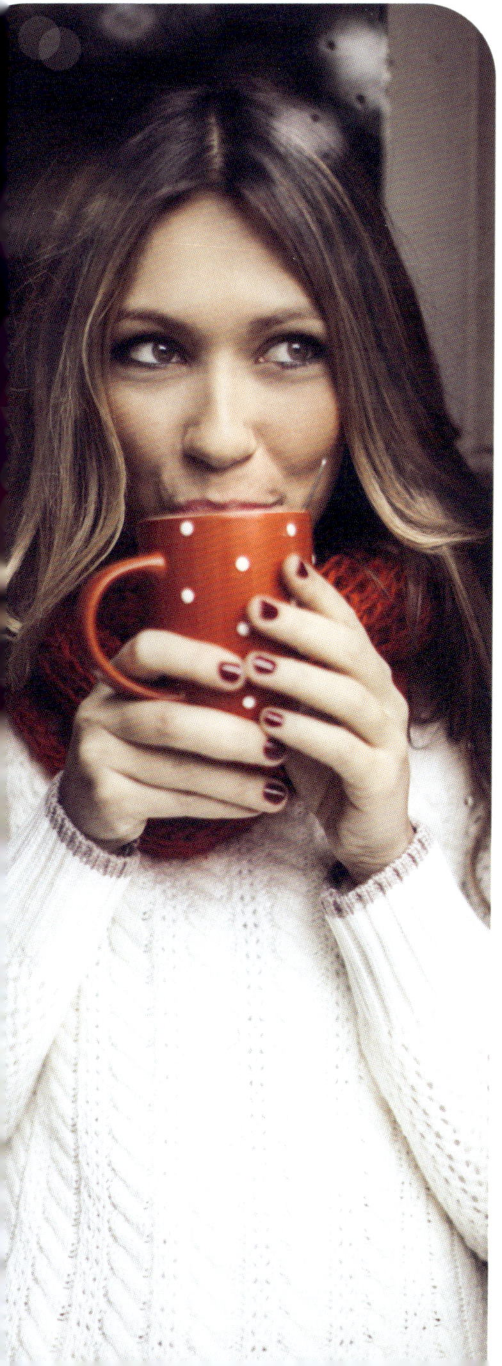

Die Bestimmung der Konstitution

Nach der Lehre des Ayurveda gibt es sieben Hauptkonstitutionen: Beim Mono-Typen dominiert eine Bioenergie ganz klar. Die meisten Menschen haben eine Mischkonstitution, in der zwei Bioenergien vorherrschen. Es können aber auch alle drei Doshas in gleichem Verhältnis stehen. Dies ist dann der Idealfall. Geistig und körperlich ausgeglichen, erfreuen sich diese Menschen an guter Gesundheit und an einem langen Leben.

MONO-TYPEN:
VATA
PITTA
KAPHA

DUALE TYPEN:
VATA-PITTA
PITTA-KAPHA
KAPHA-VATA

DREIFACH-TYPEN:
VATA-PITTA-KAPHA

Die einzelnen Konstitutionen werden nicht in negative oder positive Qualitäten eingeteilt. Jede Konstitution hat ihre Vor- und Nachteile. Wir sind alle Individuen mit Stärken und Schwächen. Deshalb sollte auch die Einteilung der Konstitutionstypen kein Mittel sein, um Menschen zu beurteilen oder in die berühmte »Schublade« einzusortieren. Dazu ist der Mensch als ganzheitliches Wesen viel zu komplex. Es geht vielmehr darum, unsere natürlichen Veranlagungen und Bedürfnisse zu erkennen, zu fördern und auszuleben.

Ein Ayurveda-Arzt beginnt bei der Bestimmung der Konstitution mit dem sogenannten ersten Eindruck, der spontan beim Eintreten des Patienten entsteht. Dazu gehört auch die Haltung und Gangart des Patienten. Der Arzt wird die äußeren Merkmale begutachten, wie Haut, Haare, Fingernägel, Augen, Zunge, und im ausführlichen Gespräch auf das körperliche und psychische Befinden eingehen. Zur umfassenden Untersuchung gehört vor allem die Pulsdiagnose, die Aufschluss über das Zusammenspiel der Bioenergien geben kann.

Grundsätzlich ist eine eigene Beurteilung der Konstitution schwierig, daher folgt nun eine kurze Beschreibung der einzelnen reinen Konstitutionstypen. Lesen Sie sie in Ruhe durch, vielleicht können Sie schon eine gewisse Tendenz bei sich ausmachen. Eventuell erkennen Sie sich auch in zwei Beschreibungen gleichermaßen und sind dementsprechend wahrscheinlich ein dualer Typ. Für duale Typen spielt vor allem die vorherrschende Konstitution eine Rolle.

Die Vata-Konstitution

Vata-Menschen sind sehr große oder sehr kleine, normalerweise aber sehr schlanke Menschen. Sie sind flink, drahtig, spontan, flexibel und wendig. Sie sind sehr kreative Menschen, mit vielen Ideen und deshalb oft im künstlerischen Bereich tätig. Sie können sich gut auf neue Dinge einstellen, da sie sehr begeisterungsfähig sind. Vom Wesen her sind sie fröhliche Menschen, gekennzeichnet durch ein schnelles geistiges Auffassungsvermögen.

Wenn ihr Vata gestört ist, neigen Vata-Menschen dazu, sich ganz viele Dinge vorzunehmen, verlieren dann aber schnell das Interesse und beginnen etwas Neues. So spontan wie sie sind, so wenig Ausdauer haben sie dann leider auch. Dies merkt man auch in Gesprächen. Schnell wird das Thema gewechselt, die Gedanken sind schon wieder ganz woanders.

In den Verdauungsorganen zeigt sich diese Sprunghaftigkeit in der Ansammlung von Wind. Die Vata-Menschen neigen in diesem Zustand zu Blähungen und Verstopfung. Besonders wenn sie ihren geregelten Tagesablauf nicht einhalten, z. B. auf Reisen oder in Stresssituationen, bekommen sie es mit Verdauungsproblemen zu tun. Verstopfung und Durchfall wechseln in dieser Zeit.

Der Vata-Mensch ist empfindlicher und sensibler als die anderen Konstitutionen. Er ist körperlich labil, neigt zu Besorgnis, Ängsten und Schlafstörungen. Sein Immunsystem ist nicht sehr stark und er ist dadurch empfänglicher für Krankheiten.

Seine Sensibilität zeigt sich auch in seinem ausgeprägten Geruchs- und Geschmackssinn sowie seiner Hautempfindlichkeit bei der Beschaffenheit bestimmter Kleidungsstücke.

Trockene Haut und spröde oder brüchige Nägel weisen ebenfalls auf ein Ungleichgewicht von Vata hin.

Der von Vata dominierte Mensch hat eine Abneigung gegen kaltes, windiges Wetter.

Die Pitta-Konstitution

Pitta-Menschen sind Feuer-Menschen, d.h. sie sind kleine Energiebündel, die von innen heraus brennen. Ausgeglichen sind es gutmütige, aber ehrgeizige Menschen mit viel Fantasie. Sie sind sehr zielstrebig und haben ein dominantes Auftreten.

Für gewöhnlich sind Pitta-Menschen gute Redner und übernehmen gerne Führungsaufgaben. Sie lieben die Ordnung und sind ausgezeichnete Planer und Verwalter. Sie führen gerne im Gespräch und sind allgemein offene und kontaktfreudige Menschen. Sie haben einen klaren, logischen Verstand mit schneller Auffassungsgabe.

Ein von Pitta dominierter Mensch vermeidet es, Zeit zu verschwenden. Er lebt pünktlich nach der Uhr. Meistens sind die »Drängler« im Autoverkehr Pitta-Menschen.

Die Verdauung funktioniert beim Pitta-Menschen sehr gut. Er hat einen robusten Stoffwechsel und einen lebhaften Appetit. Meist kann er eine schwere Mahlzeit in kurzer Zeit verdauen. Wenn er hungrig ist, muss er so schnell wie möglich etwas essen, weil er sonst in einen heftigen Zustand von Gereiztheit verfällt. Sein Feuer zeigt sich auch an seiner Körperwärme. Der Pitta-Mensch ist immer warm, schwitzt leicht und neigt zu geröteter Haut.

Pitta-Menschen neigen dazu, exzessiv zu sein. Angefangen beim Arbeiten bis zum

Essen, Rauchen und Trinken. Wenn das Pitta dann gestört ist, kommt es bei ihnen zu Wutausbrüchen, Kritiksucht, Gereiztheit und Rechthaberei. Typische körperliche Probleme sind Übersäuerung, Hautunreinheiten, Geschwüre, Magenschleimhautprobleme und Durchfall.
Pitta-Menschen haben eine Abneigung gegen heiße, schwüle Witterung und gegen Mittagshitze.

Die Kapha-Konstitution

Menschen, bei denen das wässrig-erdige Element vorherrscht, leben nach dem Motto »gelassen sein«. Es sind ruhige, beständige und ausgeglichene Zeitgenossen mit großem Durchhaltevermögen und starker Lebenskraft. Sie stehen mit beiden Beinen fest auf der Erde und können selbst schwere körperliche Arbeiten mit Ausdauer erledigen.
Eine wichtige Eigenschaft von Kapha-Menschen ist die Weichheit. Dies zeigt sich z. B. an der Beschaffenheit der Haare und der Haut sowie an ihrem sanften Wesen, ihrer sanften Sprechweise. Auch umarmen sie gerne andere Menschen. Sie sind bekannt für ihr ausgesprochenes Harmoniebedürfnis.
Kapha-Menschen haben eine langsamere Auffassungsgabe als Pitta- oder Vata-Menschen, dafür aber ein sehr gutes Langzeitgedächtnis. Sie sind oft Sammlermenschen. Angefangen bei Kleidungsstücken, Antiquitäten, Büchern und anderen wichtigen Dingen, die man gut auf Dachböden und in Kellern einlagern kann, bis zu den nicht so erwünschten Fettansammlungen um Bauch und Gesäß.
Kapha-Menschen haben einen stabilen, schweren Körperbau und eine langsame, aber regelmäßige Verdauung. Sie nehmen leichter zu als ab, was auch an ihrem mäßigen Interesse an körperlicher Betätigung liegt. Nach dem Besuch eines Fitness-Centers geht der Kapha-Mensch gerne noch in ein gemütliches Restaurant.
Menschen der Kapha-Konstitution haben auch die Tendenz, das Vorhandene gerne festzuhalten. Dadurch blockieren sie ihre Lebensenergie, was dann zu Depressionen führen kann. Typische körperliche Symptome für ein Übermaß an Kapha sind dann auch alle Krankheiten mit Ansammlungen oder verstärkter Schleimbildung, wie Erkältungen, Bronchitis, Nebenhöhlen- und Stirnhöhlenprobleme, Übergewicht, Diabetes und die Neigung zu Allergien.
Der von Kapha dominierte Mensch hat eine Abneigung gegen kalte und feuchte Witterung.

Dies ist nur eine kleine Einführung in die einzelnen Konstitutionen, die natürlich längst nicht alle Aspekte umfasst. Der im Folgenden beschriebene Test wird Ihnen dabei helfen, sich selbst genauer zu durchleuchten. Selbstverständlich ersetzt dieser Test keine professionell gestaltete Konstitutionsberatung eines ausgebildeten Ayurveda-Spezialisten oder -Arztes, doch er ist durchaus geeignet, Ihnen gewisse Eigenschaften und Neigungen Ihres Typs zu offenbaren. Idealerweise machen Sie den Test zusammen mit einer Freundin oder einem Freund, um ein möglichst objektives Ergebnis zu erlangen.

Test zur Bestimmung der Konstitution

Gehen Sie den Test Punkt für Punkt durch und entscheiden Sie jeweils, welche Beschreibung oder Eigenschaft am ehesten auf Sie zutrifft. Neigen Sie z. B. zu Übergewicht, machen Sie bei Punkt 1 ein Kreuz in der Kapha-Spalte. Lassen Sie sich Zeit und überlegen Sie genau. Es muss nicht jede Eigenschaft einer Kategorie auf Sie zutreffen. Wenn Sie z. B. oft kalte Hände haben, machen Sie bei Punkt 9 Ihr Kreuz bei Vata, auch wenn Ihre Hände nicht unbedingt schmal sind. Finden Sie keine Beschreibung, die Ihnen genau entspricht, entscheiden Sie sich für den Aspekt, der am ehesten auf Sie zutrifft, oder versuchen Sie, eine Tendenz zu bestimmen. Manchmal kann dies sehr schwierig sein, doch das liegt in der Natur der Dinge. Wir sind alle Individuen mit ganz eigenen Merkmalen.

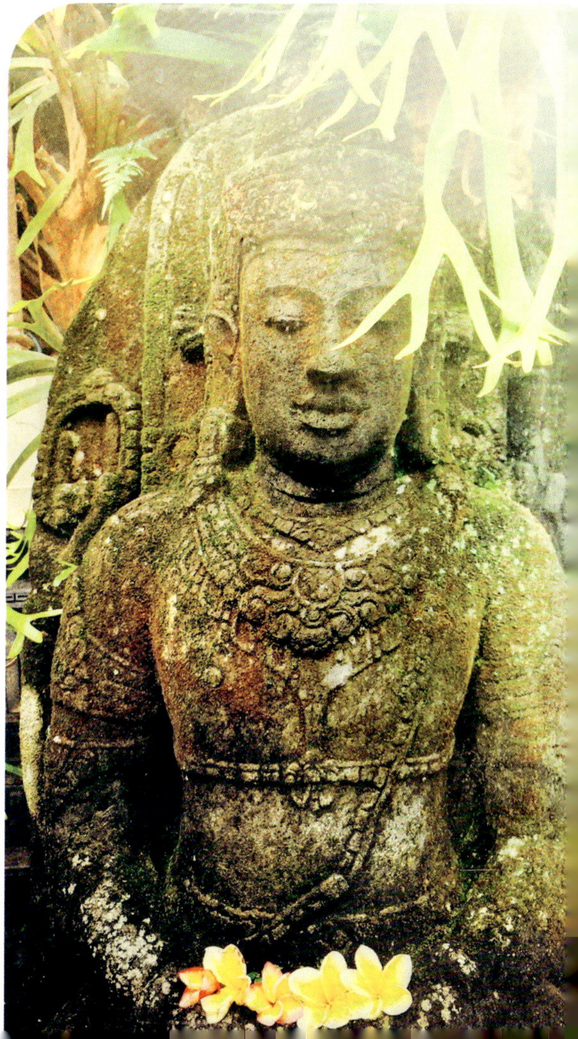

		Vata	Pitta	Kapha
1.	Gewicht	Neigung zu Untergewicht.	Normalgewicht.	Neigung zu Übergewicht.
2.	Knochenbau	Feingliedrig.	Normalgliedrig.	Schwere Knochenstruktur, grobknochig.
3.	Körper	Sehr klein, sehr groß.	Normal.	Stämmig.
4.	Haar	Fein, trocken.	Weich, leicht fettend, früh ergrauend, Neigung zu Glatzenbildung.	Fest, dick, dicht.
5.	Augen	Aktiv, eher unruhig, klein.	Mittelgroß, durchdringender Blick, lichtempfindlich.	Groß, strahlend, warmherzig.
6.	Nase	Klein, lang, gebogen.	Mittelgroß, kantig.	Groß.
7.	Lippen	Schmal, trocken.	Mitteldick, weich, rot.	Breit, voll.
8.	Zähne	Unregelmäßig.	Regelmäßig.	Groß.
9.	Hände	Schmal, lang, trocken, eher kalt.	Mitteldick, weich, rot.	Groß, dick, breite Handmittelknochen.
10.	Nägel	Brüchig.	Weich.	Fest, kräftig.

		Vata	Pitta	Kapha
11.	**Füße**	Klein, schmal und lang.	Mittelgroß, weich.	Groß, breit, fest.
12.	**Haut**	Dünn und eher trocken.	Feucht, warm, empfindlich, sommersprossig.	Dick, weich und glatt.
13.	**Venen**	Ausgeprägt zu sehen.	Schwach sicht-bar.	Nicht sichtbar.
14.	**Gang**	Schnell.	Normal.	Langsam.
15.	**Schlaf**	Leicht, Neigung zu Schlaflosigkeit.	Kurz und ausgeglichen.	Lang und schwer, gerne auch tagsüber.
16.	**Träume**	Neigung zu Bewegung/ Unruhe.	Intensiv, leidenschaftlich.	Wenig, ruhig.
17.	**Durst**	Veränderlich.	Viel.	Wenig.
18.	**Appetit**	Veränderlich.	Stark, Neigung zu Heißhunger.	Gleichbleibend.
19.	**Schweiß**	Wenig.	Viel, meist im Kopfbereich.	Normal.
20.	**Urin**	Wenig, Neigung zu nervöser Blase.	Normal.	Viel, seltenes Wasserlassen.
21.	**Stuhlgang**	Eher hart, trocken, Neigung zu Verstopfung und Blähungen.	Locker, gelblich, Neigung zu Durchfall.	Fest, kompakt.

		Vata	Pitta	Kapha
22.	**Aktivität**	Hyperaktiv, manchmal sprunghaft.	Aktiv und zielgerichtet.	Ein wenig langsam, aber mit gutem Durchhaltevermögen.
23.	**Gedächtnis**	Könnte besser sein.	Ausgezeichnet.	Gut, gutes Langzeitgedächtnis.
24.	**Entscheidungsfähigkeit**	Sprunghaft.	Schnell, sicher, klar.	Wohlüberlegt.
25.	**Sprache**	Schnell.	Klar, eher laut.	Melodisch, eher tiefe Stimme.
26.	**Umgang mit Geld**	Verschwenderisch.	Methodisch.	Sparsam.
27.	**Reaktion bei Stress**	Tendenz zu Nervosität, Ängstlichkeit.	Tendenz zu Gereiztheit, Ärger.	Meist ruhig.
28.	**Gefühle und Stimmungen**	Wechselhafte Stimmungen.	Motivierend, begeisternd, Neigung zu Rechthaberei.	Zuverlässig und stabil.
29.	**Arbeitsverhalten**	Ausgeprägte Kreativität, Abneigung gegen Routine.	Offen gegenüber Routine, besitzt Führungsqualitäten, guter Redner.	Mag Routine, großes Durchhaltevermögen.

		Vata	Pitta	Kapha
30.	Vorlieben	Reisen, Spiele, Kunst und kreative Betätigung, Trubel und Veränderung, Esoterik.	Sport, Tanz, Politik, Geschäfte machen, Wettbewerbe, Diskussionen, Luxus, Leben nach der Uhr.	Ruhe, Entspannung, gutes Essen, Sammelleidenschaft, Verwöhnprogramme.
31.	Klimaabneigung	Kälte, Wind und Trockenheit.	Hitze und Mittagssonne.	Kälte und Feuchtigkeit.
	Auswertung	Punkte	Punkte	Punkte

Wenn Sie sich in allen Kategorien entschieden haben, zählen Sie, wie viele Punkte Sie in jeder Spalte erreicht haben. Die höchste Punktzahl verrät Ihnen Ihren Konstitutionstyp. Wenn die Punktzahlen weniger als 8 Punkte auseinander liegen, sind Sie ein Mischtyp, wobei die höhere Zahl zuerst genannt wird (Beispiel: Vata 5, Pitta 14, Kapha 12 = Pitta-Kapha-Typ).

Mit dem Wissen um unsere Konstitution können wir unsere Gesundheit und unser Wohlbefinden beeinflussen. Wir können Dinge vermeiden, die uns schaden, uns typgerecht ernähren und uns besser auf unsere Lebensumstände einstellen. In den nächsten Kapiteln werden Sie lernen, wie Sie Ihren Alltag unter Berücksichtigung Ihres Konstitutionstyps gestalten können.

Die Empfehlungen für die einzelnen Konstitutionstypen adressieren nicht nur die einzelnen Mono-Typen. Sind Sie ein Mischtyp, richten Sie sich nach den Anweisungen für die bei Ihnen am stärksten vorhandene Bioenergie. Dreifach-Typen sind normalerweise im Gleichgewicht. Wenn Sie unter Beschwerden leiden, sollten Sie prüfen, welcher Bioenergie diese zugeordnet werden könnten, und sich dementsprechend entscheiden. Da dies jedoch nicht ganz einfach ist, raten wir dazu, in diesem Fall einen Ayurveda-Arzt oder -Therapeuten aufzusuchen und sich beraten zu lassen.

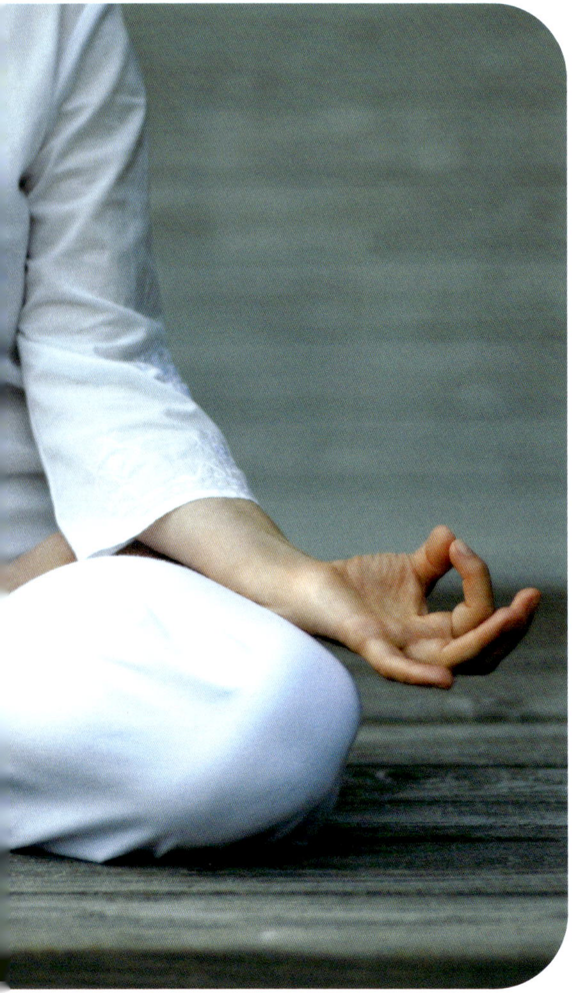

Im Rhythmus mit den Jahreszeiten leben

Die Jahres- und Tageszeiten werden im Ayurveda in Zyklen unterteilt, die jeweils von Vata, Pitta oder Kapha dominiert werden. Entsprechend dieser Einteilung gibt es unterschiedliche präventive Maßnahmen und Regeln, um die Gesundheit und das Wohlbefinden zu fördern, angefangen bei einer an die Jahreszeiten angepassten Lebensweise bis zur Ernährung.
Um im Wechsel der Jahreszeiten das innere Gleichgewicht zu bewahren, wird empfohlen, eine gewisse Jahreszeitenroutine zu befolgen. Dies bedeutet keine wesentliche Veränderung der Lebensweise, sondern eine erhöhte Achtsamkeit in Bezug auf die jeweilige Phase. Dabei ist natürlich zu berücksichtigen, dass der Winter in unseren Breitengraden nicht immer ein richtiger Winter ist und sich der Sommer leider auch gerne mal verregnet zeigt. Hier ist die Beobachtung der Natur Voraussetzung, um die entsprechenden Maßnahmen zu ergreifen.

Winter – Vata

VATA HAT DIE EIGENSCHAFTEN
kalt,
trocken,
leicht,
rau,
beweglich,
klar.

Demzufolge sammelt sich Vata besonders bei kaltem, trockenem, windigem Wetter an, also normalerweise im Winter. Die Reaktion ist oft Nervosität, allgemeines Unbehagen oder Kältegefühl. Besonders Menschen mit einer Vata-Konstitution wird während dieser Zeit eine erhöhte Achtsamkeit empfohlen. Vata besänftigend und reduzierend wirken alle wärmenden Maßnahmen, angefangen bei der Ernährung bis zur Körperpflege.

Vata besänftigende Ernährung:

Einen Ausgleich schaffen gehaltvolle, aber leicht verdauliche warme und gekochte Speisen. Rohkost sollte im Winter vermieden werden. Suppen, Aufläufe und Eintöpfe sind ideal.
Die Geschmacksrichtungen salzig, sauer und süß sollten bevorzugt werden. Scharf, bitter und herb sollten Sie möglichst vermeiden.

Verwenden Sie vor allem wärmende Gewürze wie Zimt, Nelken, Muskatnuss, Estragon, Kardamom, Kreuzkümmel, Safran, Asafoetida, Salbei, Meer- oder Steinsalz.

Vata besänftigende Maßnahmen:

Reiben Sie morgens vor dem Duschen oder Baden den Körper mit warmem Sesamöl ein.
Warme Ölmassagen und Bäder wirken in dieser Zeit besonders wohltuend auf das Vata-Dosha.
Wärmende Stoffe und Farben sind empfehlenswert.
TIPP: Bei kalten Füßen rote Socken anziehen.

Sommer – Pitta

PITTA HAT DIE EIGENSCHAFTEN
heiß,
scharf,
ölig,
sauer,
leicht flüssig.

Das Pitta erhöht sich deshalb im Sommer an heißen, schwülen Tagen. Ein überhöhtes Pitta äußert sich in Beschwerden, wie zum Beispiel Durchfall, Hitzewallungen, Hautunreinheiten, und auf emotionaler Ebene, in Form von Aggression oder Ungeduld. Pitta besänftigend und reduzierend wirken alle kühlenden Maßnahmen.

Pitta besänftigende Ernährung:

Ausgleichend wirken kühlende Getränke. Im Sommer sind leichte Mahlzeiten und Rohkost zu empfehlen. Salate der bitteren und herben Geschmacksrichtung (alle grünen Blattsalate, wie Endivien-, Feld- und Kopfsalat sowie Blattspinat) gleichen in diesem Fall aus.
Alles, was zusätzlich erhitzt, wie Salz, Öl, starker Gewürztee, Knoblauch und Senf, sollte jetzt nur sparsam verwendet werden. Die empfohlenen Geschmacksrichtungen sind süß, herb und bitter.
In geringen Mengen kann mit Kurkuma, Koriander, Minze, Melisse, Kreuzkümmel und Stein- oder Gemüsesalz gewürzt werden.
Scharf, sauer und salzig nach Möglichkeit vermeiden.

Pitta besänftigende Maßnahmen:

Körperliche Aktivitäten sollten in dieser Zeit eingeschränkt werden. Als Sport ist Schwimmen zu empfehlen.
Greifen Sie auf Kleidung aus Baumwolle, Seide oder Leinen in kühlenden Farben (Türkis, Blau, Grün und Weiß) zurück.
Das Tragen von Perlenschmuck und Spaziergänge im Mondlicht haben ebenfalls die gewünschte besänftigende Wirkung auf Pitta.
Reiben Sie vor dem Schlafengehen mit kreisenden Bewegungen etwas Kokosöl in die Kopfhaut und auf die Füße.

Herbst/Frühling – Kapha

KAPHA HAT DIE EIGENSCHAFTEN
kalt,
schwer,
süß,
fest,
ölig,
wässrig.

Kapha vermehrt sich bei nasskaltem Wetter oder bei Schnee, also im Herbst und besonders im Frühling. Müdigkeit und Erkältungen können eine Folge der Störung des Gleichgewichts sein. Aktivierende und wärmende Maßnahmen wirken Kapha besänftigend und reduzierend.

Kapha besänftigende Ernährung:

Da Essen in dieser Phase das Kapha im Körper zusätzlich verstärkt, sollten Menschen mit dieser Konstitution das Frühstück am besten weglassen und nur Ingwerwasser oder warmes Wasser bis zum Mittagessen trinken.
In der nasskalten Zeit sollte auf fettarme, halb gegarte Speisen aus dem Wok zurückgegriffen werden.
Alle Gemüsearten, die oberirdisch wachsen, sind jetzt geeignet.
Die Geschmacksrichtungen herb, bitter und scharf sollten bevorzugt werden.
Süß, sauer und salzig sollte vermieden werden (nur wenig qualitativ hochwertiges Steinsalz).

Kapha besänftigende Maßnahmen:

Intensivieren Sie Sport und körperliche Aktivität.
Auch Trockenmassagen (siehe S. 34) am Morgen helfen, das Kapha-Dosha zu besänftigen.
Am Abend tut eine kleine Massage der Kopfhaut und der Füße mit der wärmenden Wirkung von Sesamöl gut.

- Im Frühling und auch im nasskalten Herbst wird der intensive, aber sanfte Weg des ayurvedischen Heilfastens empfohlen.

Der Tagesablauf unter Berücksichtigung der Bioenergien

Um im Gleichgewicht zu bleiben und Körper, Geist und Seele zu stärken, empfiehlt die ayurvedische Lehre eine Lebensweise, die nicht nur auf die Jahreszeiten abgestimmt ist, sondern sich auch an den Tageszeiten orientiert. Zentral ist auch bei diesen Maßnahmen das Wissen um die drei Bioenergien, da Vata, Pitta und Kapha auch die einzelnen Tagesabschnitte unterschiedlich dominieren und beeinflussen. Auch hier sollte man aber seinen eigenen Biorhythmus beachten und nichts erzwingen. Gewohnheiten, die sich über Jahre gefestigt haben, wie zum Beispiel immer um 7 oder um 8 Uhr aufzustehen, müssen nicht unbedingt umgestellt werden. Wichtig ist, dass Sie sich dabei auch wohlfühlen und es für Sie stimmig ist.

1. Vata-Phase: zwischen 2 und 6 Uhr

Am frühen Morgen zwischen 2 und 6 Uhr (in der dunklen Jahreszeit zwischen 3 und 7 Uhr) dominiert die Qualität von Vata. Dies ist die Phase der aktiven Träume. Wenn Schlafstörungen bestehen, dann wacht man in dieser Zeit am häufigsten auf.

Da sich der Körper noch leicht anfühlt, wird empfohlen, vor 6 Uhr aufzustehen, um frisch und gestärkt den Tag zu beginnen. Es ist die Phase der Ruhe und Spiritualität, des Äthers und der Luft, der feinstofflichen Kräfte. In diesem Tagesabschnitt sorgen Meditationen oder der Kultur entsprechende Gebete und Rituale für Ruhe, Klarheit und Frieden von Körper, Geist und Seele. Es gibt viele schöne »Kurz-Meditationen«, anbei ein Beispiel für die Selbstwahrnehmung und -liebe.

DIE HERZMEDITATION

- Nehmen Sie eine stabile, angenehme Sitzhaltung ein.
- Legen Sie beide Hände auf Ihr Herzzentrum (Brustkorb) und schließen Sie die Augen.
- Nehmen Sie die Wärme Ihrer Hände auf Ihrem Herzen wahr. Es ist die Wärme, die Ihrem Herzen entspringt.
- Diese Wärme begleiten Sie nun mit Ihrem Atemstrom. Einatmend stellen Sie sich vor, die Wärme der Hände fließt in Ihr Herz. Ausatmend fließt diese Herzenswärme durch Ihren ganzen Körper, in die Arme, die Hände und von dort wieder einatmend in Ihr Herz.
- Bleiben Sie ein paar Atemzüge bei dieser Vorstellung.
- Beenden Sie die Meditation, indem Sie lang und tief atmen und sich etwas strecken und dehnen.

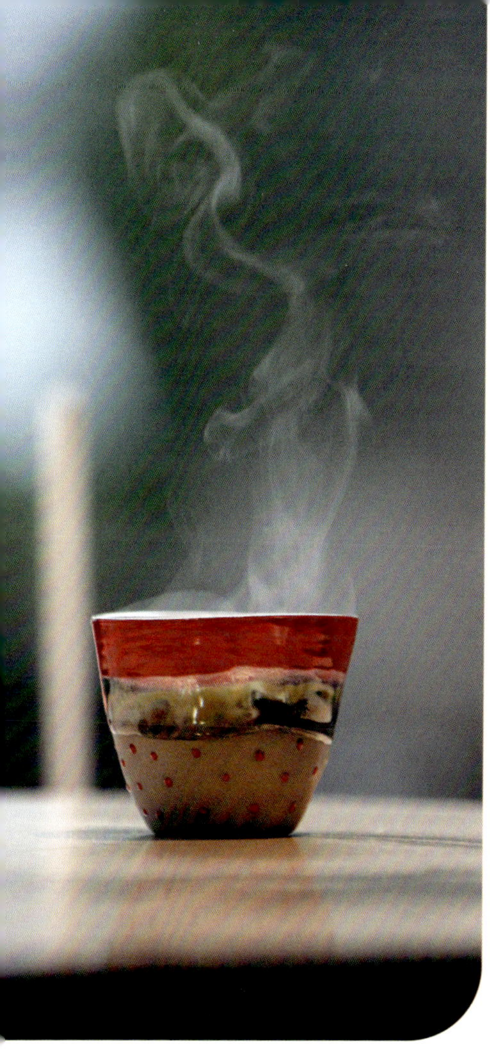

1. Kapha-Phase: zwischen 6 und 10 Uhr

Nach der Vata-Phase, zwischen 6 und 10 Uhr morgens (in der dunklen Jahres--zeit zwischen 7 und 11 Uhr), übt Kapha den größten Einfluss auf unseren Organismus aus.

Die schwere Qualität dieser Phase sorgt dafür, dass wir uns umso träger fühlen, je später wir aufstehen. Hier empfiehlt es sich, eine Tasse des Entgiftungscocktails (siehe Seite 25) zu trinken. Das warme Wasser, angereichert mit Limettensaft und Honig, bringt den Kreislauf in Schwung, regt den Stoffwechsel an und sorgt dafür, dass die Verdauung in Gang kommt. Der Toilettengang unterstützt die Reinheit von Agni, unserem Verdauungsfeuer.

Danach beginnt die Morgenroutine, die dazu dient, den Körper rein, kraftvoll und gesund zu erhalten:

- Reiben Sie Ihren Körper mit warmem Öl entsprechend Ihrer Konstitution ein (siehe S. 31 ff.).

- Während Sie das Öl einwirken lassen, können Sie sich der Mundpflege widmen. Bevor die Zähne gründlich geputzt werden, sollte unbedingt die Zunge mit einem Zungenreiniger behandelt werden (siehe dazu auch S. 34). Die Zunge wird dabei von Belag befreit und gleichzeitig wird durch die Anregung der Reflexzonen auf der Zunge die Verdauung angeregt und die Geschmacksempfindung verbessert.

- Nun sind die Zähne an der Reihe. Wählen Sie Ihr Zahnpflegemittel entsprechend Ihrer Konstitution aus. Für Vata- und Pitta-Konstitutionen sind milde, süße Geschmacksrichtungen zu empfehlen. Für Menschen mit Kapha-Konstitution eher scharfe Zahnpasta und Mundwasser. Ideal ist mit ayurvedischen Kräutern angereicherte Zahnpasta.

- Danach wird warm geduscht oder gebadet. Verwenden Sie ayurvedische Duschgels oder Badezusätze, die zu Ihrem Konstitutionstyp passen. Vata- oder Pitta-Konstitutionen können auf beruhigende Düfte, wie Rose und Lavendel, zurückgreifen. Den Menschen mit Kapha-Konstitution tut eher ein Duschgel oder Badezusatz mit anregenden Düften gut, z.B. Eukalyptus, Kampfer oder Rosmarin.

- Anschließend sollten Sie Ihren Körper mit einem kleinen Work-out dehnen und stärken. Nehmen Sie sich Zeit für einen Spaziergang an der frischen Luft und ein paar der Yogaübungen, die wir Ihnen im Rahmen der Fastentage vorgestellt haben (siehe S. 42–61).

- Kapha-Menschen dürfen auch etwas anstrengendere Sportarten in ihr Workout integrieren, z.B. Jogging, Walking, Aerobic oder Gymnastik.

- Pitta-Menschen wird in der heißen Jahreszeit das Schwimmen sehr guttun.

- Vata-Menschen sollten sich mit leichteren und ruhigeren Übungen und Sportarten begnügen.

Nach der körperlichen Betätigung ist es Zeit für ein ausgewogenes Frühstück.

1. Pitta-Phase: zwischen 10 und 14 Uhr

Zwischen 10 und 14 Uhr (in der dunklen Jahreszeit zwischen 11 und 15 Uhr) dominieren die Pitta-Eigenschaften.
In dieser Phase brennt unser Agni am stärksten, deshalb sollte unsere Hauptmahlzeit jetzt eingenommen werden. Salate, Rohkost und eiweißreiche Speisen werden am besten verdaut. Danach sollten wir energiegeladen sein. Wenn wir uns schwer und müde fühlen, ist das ein Zeichen dafür, dass wir entweder die falsche Nahrung aufgenommen oder zu viel gegessen haben.

2. Vata-Phase: zwischen 14 und 18 Uhr

Gegen 14 Uhr beginnt die nächste Vata-Phase und dauert bis 18 Uhr an (in der dunklen Jahreszeit von 15 bis 19 Uhr).

Das Abendessen sollte auf jeden Fall vor 18 Uhr eingenommen werden. Die Verdauungskraft ist in dieser Phase schwankend. Haben wir uns ausgeglichen ernährt und unsere Sinne befriedigt, fällt es uns leicht, die Verdauungszeit von vier bis fünf Stunden einzuhalten. In dieser Zeit reagieren wir etwas nervöser und empfindlicher auf Stress. Wichtige Termine und Besprechungen sollten deshalb besser in die Vormittagsstunden verlegt werden.

Vata und Pitta können zwischendurch mit einem süßen Chai (Gewürztee mit Milch) oder einem beruhigenden, mit Honig gesüßten Kräutertee besänftigt werden.

2. Kapha-Phase: zwischen 18 und 22 Uhr

In der Zeit zwischen 18 und 22 Uhr (in der dunklen Jahreszeit zwischen 19 und 23 Uhr) dominiert Kapha den Organismus. Sportliche Tätigkeiten, wie Yoga, Gymnastik, Aerobic oder Walking, helfen, Kapha auszugleichen.

Am Ende dieser Phase sorgt Kapha für die nötige Bettschwere. Ideal ist es, gegen 22 Uhr zu Bett zu gehen. Wenn wir es schaffen, früh schlafen zu gehen, fällt es uns auch leichter, wieder früh aufzustehen.

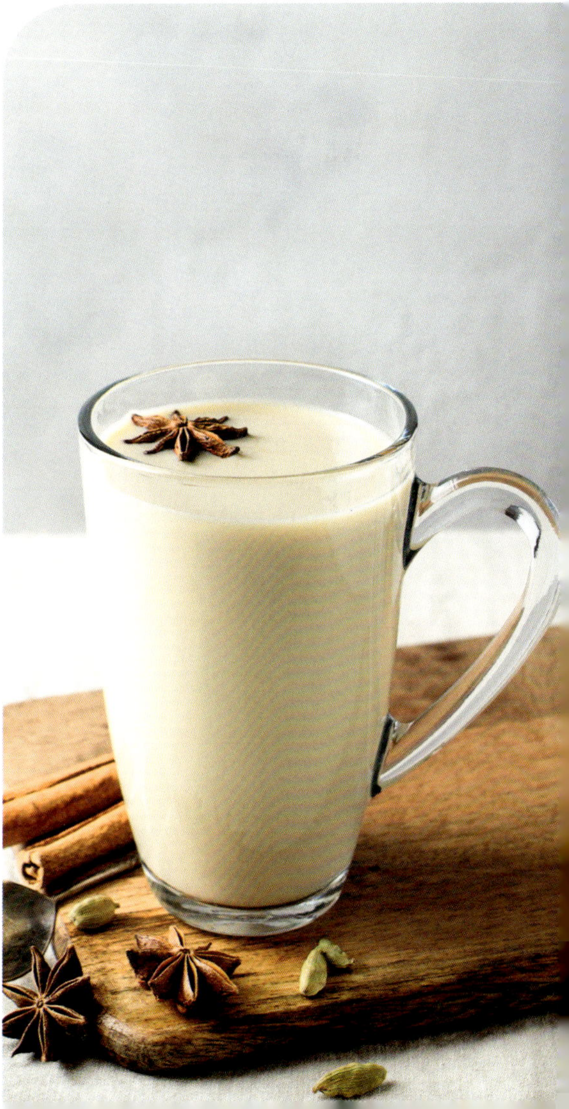

2. Pitta-Phase: zwischen 22 und 2 Uhr

Während wir schlafen, können in der Pitta-Phase von 22 bis 2 Uhr (in der dunklen Jahreszeit von 23 bis 3 Uhr) die Stoffwechselprozesse in Ruhe stattfinden.
Im Anschluss an die Pitta-Phase schließt sich der Tageszyklus mit der nächsten Vata-Phase an.

Ernährung nach der ayurvedischen Gesundheitslehre

Vitamine, Kalorien, Fette, Kohlenhydrate und Proteine können gesundheits-, aber auch krankheitsfördernde Auswirkungen haben. Falsche Ernährung ist fast immer die Hauptursache einer Krankheit.
Die Lehre der fünf Elemente und das Wissen um den Einfluss der im Folgenden beschriebenen Geschmacksrichtungen und Eigenschaften der Nahrungsmittel auf die Bioenergien ermöglichen es, für jeden Menschen ganz individuell die bestmögliche Ernährungsweise zu bestimmen.

Eigenschaften der Nahrung

Das ayurvedische Ernährungskonzept hat nichts mit strengen Diätvorschriften zu tun. Wichtig für unser Wohlbefinden und unsere Gesundheit sind vielmehr die energetischen Aspekte der Nahrung und ihr Einfluss auf die Bioenergien. Heilpflanzen und Gewürze, Obst und Gemüse wie auch alle anderen Nahrungsmittel werden im Ayurveda nach folgenden Gesichtspunkten systematisch beurteilt:

Eigenschaft (Guna),
Geschmack (Rasa),
Energie (Virya),
Wirkung nach der Verdauung (Vipaka),
besondere, zusätzliche Wirkung (Prabhava).

Pflanzen sind durch die Fotosynthese fähig, Sonnenlicht umzuwandeln, sie sind also durch ihr Agni in der Lage, Leben hervorzubringen. Unser Verdauungsfeuer wird durch pflanzliche Nahrung positiv beeinflusst und befähigt, Substanzen zu verdauen, die unter anderen Umständen unverdaulich wären.
So wird in den ayurvedischen Schriften beschrieben, dass das Agni der Pflanzen uns mit dem kosmischen Agni, der schöpferischen Kraft des Lebens und der Heilung, verbindet.

Der Geschmack eines Nahrungsmittels gibt nach ayurvedischer Auffassung bereits einen Hinweis auf seine Wirkung. Zudem wird beim Schmecken das Nervensystem stimuliert, Geist und Sinne werden geweckt und wir erfahren ein Gefühl der Lebendigkeit. Durch die Anregung der Magennerven wird das Verdauungsfeuer entfacht. Aus diesem Grund kann eine reizarme, langweilige Kost unter Umständen auch weniger nahrhaft sein, als ihr Vitamin- oder Mineralstoffgehalt vielleicht vermuten lässt.

Im Ayurveda kommt aber nicht nur der Nahrung selbst, sondern auch ihrer Zubereitung und Kombination Bedeutung zu. Die Bioenergien reagieren entsprechend auf ihnen verwandte Geschmacksrichtungen und Eigenschaften, deshalb können wir anhand der Ernährung Ungleichgewichte gezielt ausgleichen.

Eigenschaften der Bioenergien werden durch gleiche Eigenschaften der Nahrungsmittel verstärkt und durch gegensätzliche Eigenschaften besänftigt.

Das Wissen um diese Mechanismen ist in unserem Körper gespeichert, doch der moderne Lebensstil, Stress und Hektik haben dazu geführt, dass wir die innere Stimme, die uns sagt, was gut für uns ist und was nicht, ignorieren.

Ein paar Beispiele:

- Kapha-Konstitutionen sind oft Fans von scharfem Essen, was ihnen auch bekommt. Wenn sie aber spätabends beim Lieblingsportugiesen noch frittierten Fisch essen und ein kaltes Bier dazu trinken, werden diese Menschen sicher nicht besonders gut schlafen;
- oder der feurige Pitta-Mensch, der morgens als Erstes einen frisch gepressten Orangensaft trinkt. Klar, dass dies übersäuert und er jetzt richtig gereizt ist;
- genauso der luftige Vata-Mensch, der abends einen gesunden Salat zu sich nimmt und sich dann wundert, dass er friert und Blähungen hat.

Wenn wir aufmerksam in uns hineinhorchen, spüren wir, ob wir ein schwaches Verdauungsfeuer haben, ob wir warme oder kalte Speisen brauchen. Wir müssen nur lernen, der eigenen Körperweisheit wieder zu vertrauen und uns entsprechend zu verhalten. Natürlich ist die Beurteilung der Eigenschaften nicht immer ganz einfach. Dass Chili erhitzend und Milch kühlend wirkt, leuchtet vielen Menschen aufgrund ihrer persönlichen Erfahrung wahrscheinlich noch ein. Doch dass Honig und Linsen erhitzend wirken, klingt womöglich eher befremdlich. Hier gilt es, achtsam zu bleiben und auch zu experimentieren. Wie fühle ich mich nach diesem Essen? Schwitze ich? Fühle ich mich leicht oder schwer? Wie wirken sich die Gewürze in Kombination dazu aus?

Eigenschaften spezieller Nahrungsmittelgruppen

Leichte Nahrungsmittel, wie Salat, Basmatireis oder Ghee, sind bekömmlich und deshalb auch problemlos zu verdauen.

Schwere Nahrungsmittel, wie Käse, Bananen oder Linsen, wirken zwar stabilisierend und sättigend, brauchen aber mehr Energie bei der Verdauung. Sie sollten also nur in kleinen Mengen gegessen werden. Große Mengen schwerer Nahrungsmittel können Krankheiten verursachen, außer man hat viel Nahrungsenergie und einen guten Stoffwechsel, der durch körperliche Betätigung angeregt wird.

Heiße Nahrungsmittel stimulieren das Feuer der Verdauung. Dazu gehören die meisten Gewürze, Chili, Knoblauch, Joghurt, rote Linsen, Honig, Senf und vieles mehr.

Kalte Nahrungsmittel verlangsamen oder beruhigen die Verdauung, dazu gehört beispielsweise Milch.

Öl- oder fetthaltige Nahrungsmittel, wie zum Beispiel Ghee und pflanzliche Öle, aber auch Sojabohnen und viele Gemüsesorten, bewirken eine Schmierung des Verdauungstraktes und die Sekretion von Verdauungssäften, wenn man sie maßvoll zu sich nimmt. Im Übermaß eingenommen verhindern sie die Verdauung, indem sie die Leber und Gallenblase überfordern.

Trockene Nahrungsmittel, wie zum Beispiel Mais, Roggen, Buchweizen, Hirse, die meisten Bohnensorten und dunkles Blattgrün, wirken verdauungsfördernd. In großen Mengen behindern sie jedoch die Verdauung und erfordern zusätzliche Flüssigkeit.

Weiche Nahrungsmittel besänftigen Agni. Dazu gehören zum Beispiel Melonen, Bananen und alle anderen süßen und saftigen Früchte.

Raue Nahrungsmittel halten die Verdauung und die Ausscheidung in Bewegung, wie man bei Hafer und Weizenkleie beobachten kann.

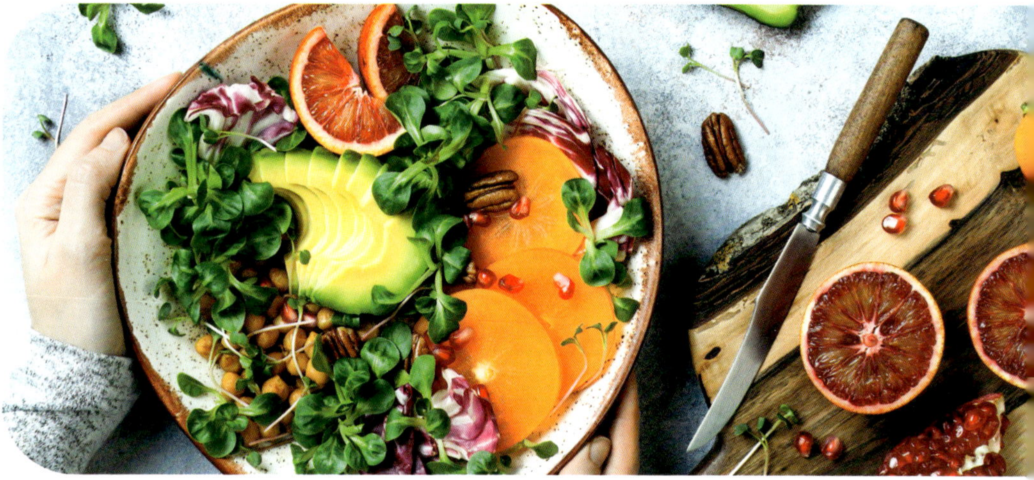

Scharfe Nahrungsmittel, wie Chili und schwarzer Pfeffer, regen Agni an, manchmal allerdings etwas zu abrupt.

Harte Nahrungsmittel und solche mit hoher Dichte (z.B. Nüsse) wirken wie schwere Speisen und fordern mehr Verdauungsenergie, während sie dem Körper Masse und Stabilität geben.

Flüssige Nahrungsmittel erhöhen die Gleitfähigkeit der Nahrung und bringen die Geschmacksstoffe in eine wässrige Lösung, denn nur in dieser Form können sie von den Geschmacksrezeptoren wahrgenommen werden.

Statische, fette, trübe Nahrungsmittel behindern die Verdauung. Für diese Gruppe wäre eine Fast-Food-Mahlzeit mit einem abschließenden kalten Milchmixgetränk das schlimmste Beispiel.

DIE SECHS GESCHMACKSRICHTUNGEN UND DIE DAZUGEHÖRIGEN ELEMENTE:

herb – LUFT + ERDE
bitter – LUFT + ÄTHER
scharf – FEUER + LUFT
salzig – WASSER + FEUER
sauer – ERDE + FEUER
süß – ERDE + WASSER

Die unterschiedlichen Geschmacksrichtungen

Im Ayurveda werden sechs Geschmacksrichtungen beschrieben: herb, bitter, scharf, salzig, sauer und süß. Sie sind den fünf Elementen zugeordnet und entsprechend können wir die Wirkung auf die Bioenergien erkennen.

Die Geschmacksrichtung herb, zusammengesetzt aus den Elementen Luft und Erde, wird auch als zusammenziehend und adstringierend oder leicht metallisch beschrieben. Es besteht eine kühlende Wirkung auf die Verdauung, weshalb herbe Nahrungsmittel Pitta ausbalancieren können. Die leicht trockene Qualität hilft dabei, Kapha auszugleichen. Vata wird durch die kühlende und trockene Eigenschaft verstärkt. In der Kräuterheilkunde wird Herbes aufgrund seiner adstringierenden Wirkung eingesetzt, um Blutungen zu stoppen. Emotional wirkt dieser Geschmack dämpfend, der austrocknende Effekt lässt uns praktisch denken.

Zu den herben Nahrungsmitteln gehört Unreifes, wie z.B. Bananen, aber auch Granatäpfel, Quitten, Preiselbeeren, Getreide, Bohnen und viele Gemüsesorten.

Die Geschmacksrichtung bitter, bestehend aus den Elementen Luft und Äther, ist die kälteste und leichteste Variante. Sie gleicht Pitta aus und besänftigt Kapha durch ihre austrocknende Eigenschaft und auch durch ihre wärmende Wirkung nach der Verdauung. Vata wird durch Bitteres verstärkt. Bitteres ist hilfreich bei Blähungen, wirkt anregend auf die Verdauung und entgiftend. Bittere Kräuter werden in vielen Kulturen für spirituelle Rituale verwendet. Der Geschmack hilft uns dabei, wieder klar zu sehen.
Zu den bitteren Nahrungsmitteln gehören zum Beispiel alle bitteren Kräuter, Chicorée, Endiviensalat und Löwenzahn.

Scharf ist der heißeste und ein besonders verdauungsanregender Geschmack mit trockenen und leichten Qualitäten, bestehend aus den Elementen Feuer und Luft. Scharf ist deshalb das beste Mittel, um Kapha auszugleichen. Pitta und Vata werden verstärkt.
Scharfes unterstützt die Ausscheidung von Abfallprodukten und macht die Nebenhöhlen frei durch seine anregende Wirkung auf die Tränenflüssigkeit. Es gilt als Leidenschaft erzeugend, fördert die Klarheit der Wahrnehmung und wirkt allgemein belebend.
Zu den scharfen Nahrungsmitteln gehören z.B. Senf, Chili, Zwiebeln, Rettich, Knoblauch und Ingwer.

Die Geschmacksrichtung salzig besteht aus den Elementen Wasser und Feuer. Ihre erhitzende, schwere und ölige Qualität verringert Vata, vermehrt jedoch Pitta und Kapha. Salziges regt die Speichelbildung an und hat allgemein eine positive Wirkung auf die Verdauung und die Ausscheidung von Abfallstoffen. Kleine Mengen verhelfen zu mehr Stabilität und Durchhaltevermögen. Durch seine schwere und feuchte Eigenschaft kommt es aber schneller zu Gewichtszunahmen und Wasseransammlungen im Gewebe. Deshalb ist hier Vorsicht geboten.
Hierzu gehört Salz und alles salzige Essen.

Die Geschmacksrichtung sauer besteht aus den Elementen Erde und Feuer. Die wärmende Eigenschaft erhöht Pitta und verringert Vata. Durch ihre schwere und befeuchtende Qualität wird Kapha erhöht. Die Wirkung von Saurem auf die Verdauung ist stimulierend. Appetit und Speichelbildung werden angeregt. Ein Gefühl von »Erdverbundenheit« und

auch Erfrischung wird durch diese Geschmacksrichtung erzeugt.
Zu den sauren Nahrungsmitteln gehören alle Zitrusfrüchte, Joghurt, eingelegte Zwiebeln, saure Gurken und Essig.

Süß besteht aus den Elementen Erde und Wasser. Die Bioenergien Vata und Pitta werden durch diese Geschmacksrichtung besänftigt. Kapha wird durch die schwere und feuchte Qualität verstärkt. Bei mäßigem Konsum verbessert Süßes die Sinneswahrnehmung. Es fördert das Wachstum des Gewebes und wirkt stabilisierend.
Zu den süßen Nahrungsmitteln gehören z.B. Reis, Zucker, Milch, Weizen und Datteln.
Verschiedene Nahrungsmittel anhand ihrer Geschmacksrichtungen und Eigenschaften richtig zu kombinieren, ist der Schlüssel für eine perfekte Verdauungskraft. Gesundheit, Vitalität und Lebensgenuss sind das Ergebnis. Versuchen Sie, den Geschmack von Nahrungsmitteln ganz bewusst wahrzunehmen. Was schmeckt z. B. süß, salzig oder herb?
Ist die Konstitution im Gleichgewicht, empfiehlt es sich, immer alle sechs Geschmacksrichtungen in die Mahlzeit zu integrieren, damit die Sinne befriedigt sind. Gibt es ein Ungleichgewicht, sollte man die Geschmacksrichtungen stark reduzieren, die die jeweilige Bioenergie erhöhen.

Die Zubereitung der Mahlzeiten

Genauso wichtig wie die Eigenschaften und der Geschmack sind die hohe Qualität der Nahrungsmittel und ihre liebevolle, achtsame Zubereitung. Je frischer und vitalstoffreicher unser Essen ist, desto mehr Lebensenergie ist in ihm enthalten. Widmen Sie sich bewusst der Zubereitung Ihrer Speisen: Wie fühle ich mich während des Kochens? Entsprechend wird das Essen schmackhaft sein oder auch trotz guter Abstimmung der Zutaten reizlos. Dies zeigt sich gut bei der Zubereitung unserer Lieblingsspeise. Normalerweise funktioniert das Rezept wunderbar. Warum ist das manchmal nicht der Fall? Hier müssen wir uns überlegen: Wie war meine Stimmung? Habe ich während der Zubereitung schlechte Nachrichten gehört? Fanden heftige Diskussionen statt? War ich traurig oder anderweitig abgelenkt?
Sorgen Sie für gute Stimmung, nicht nur bei der Zubereitung, sondern auch beim eigentlichen Mahl. Ein liebevoll gedeckter Tisch in angenehmer Atmosphäre gehört ebenso dazu wie das Verschieben von wichtigen Gesprächen auf einen

anderen Zeitpunkt. Nicht umsonst gelten Köche im Ayurveda als Alchimisten der Lebensenergie: Das Wissen um die Kunst der Zubereitung und die Verwendung der richtigen Gewürze lassen die Nahrung zu einem Heilmittel werden.

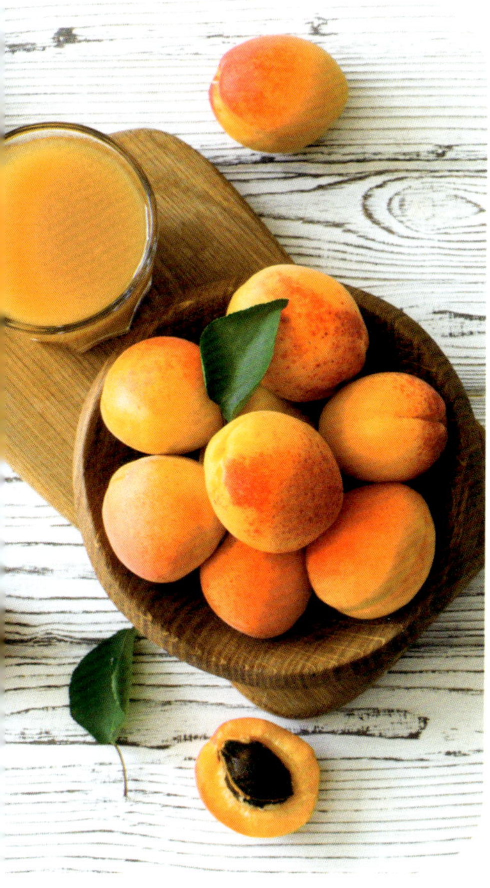

Ernährungsempfehlungen für die einzelnen Konstitutionen

Im Folgenden haben wir einige Tipps für die einzelnen Konstitutionstypen zusammengefasst. Mono-Typen halten sich dabei ganz klar an ihre Konstitution, duale Typen richten sich nach der vorherrschenden Bioenergie oder untersuchen – wie die Dreifach-Typen – die Symptome ihrer Beschwerden, ordnen sie der jeweiligen Bioenergie zu und handeln dementsprechend. Fühle ich mich z. B. nervös und kann mich nicht konzentrieren, muss ich Vata ausgleichen; bin ich ungeduldig und genervt, muss ich Pitta ausgleichen; bin ich antriebslos und schwerfällig, muss ich Kapha ausgleichen. Im Zweifelsfall sollten Sie einen Ayurveda-Spezialisten befragen.

Ernährungsempfehlungen für die Vata-Konstitution

OBST

Empfehlenswert:

Alle saftigen und süßlich schmeckenden Früchte, wie Aprikosen, Bananen, Kirschen, Kiwis, Beeren, Datteln, Feigen, Trauben, Mangos, Papayas, Orangen, Limonen, Ananas, Pflaumen.

Weniger empfehlenswert:

Äpfel, Birnen, Trockenobst (wenn, dann nur eingeweicht), Melonen, Quitten.

GEMÜSE

Empfehlenswert:

Alle süßen und erdigen Gemüse, z. B. Spargel, Gurken, Kürbis, Lauch, Zucchini, Süßkartoffeln, grüne Bohnen, Karotten, Pastinaken, Rote Bete, Oliven, Knoblauch.

Weniger empfehlenswert:

Brokkoli, Rosenkohl und alle anderen Kohlsorten, Sellerie, Auberginen, Erbsen, Pilze, Paprika und rohe Tomaten, rohe Zwiebeln, weiße Kartoffeln (wenn, dann nur gut gewürzte und feuchte Kartoffeln, also keine trockenen Pellkartoffeln, sondern lieber Salzkartoffeln, am besten in Wasser, dem eine Zimtstange hinzugefügt wurde, gegart).

GETREIDE

Empfehlenswert:

Reis, Weizen, Dinkel, Hafer gekocht, Amaranth.

Weniger empfehlenswert:

Hirse, Roggen, Mais, Hafer trocken.

GEWÜRZE

Empfehlenswert:

Muskat, Ingwer, Zimt, Nelken, Anis, Kreuzkümmel, Fenchel, Asafoetida, Basilikum, Lorbeer, Majoran, Oregano, Salbei, Thymian, Tamarinde, Senfsamen, Meer-, Stein-, Kristallsalz, Safran, Kardamom, Kurkuma, Koriander.

Weniger empfehlenswert:

Petersilie, Minze, Chili, Cayennepfeffer, Curryblätter, weißer Pfeffer.

TIERISCHE PRODUKTE/EIWEISSTRÄGER

Empfehlenswert:

Ghee, Butter, Sahne, Milch, Quark, Naturjoghurt, Ziegenfrischkäse, Schafskäse, gedünsteter Fisch, Hühnerfleisch. Samen, Nüsse und Eier in geringen Mengen.

Weniger empfehlenswert:

Hülsenfrüchte (Kichererbsen, Linsen), Hartkäse.

SÜSSUNGSMITTEL

Empfehlenswert:

Zuckerrohrsaft, Jaggery (eingedickter Zuckerrohrsaft), Vollrohrzucker, Kandiszucker, Ahornsirup, Melasse, Birnendicksaft, Honig.

Vermeiden:

Weißen Zucker.

ÖLE

Empfehlenswert:

Sesamöl, Kürbiskernöl, Olivenöl, Distelöl, Sonnenblumenöl, Rapsöl, Ghee.

Weniger empfehlenswert:

Kokosöl, Senfsamenöl, Maisöl, Sojaöl.

GESCHMACKSRICHTUNGEN

Empfehlenswert:

Salzig, sauer, süß.

Vermeiden:

Bitter, herb, scharf.

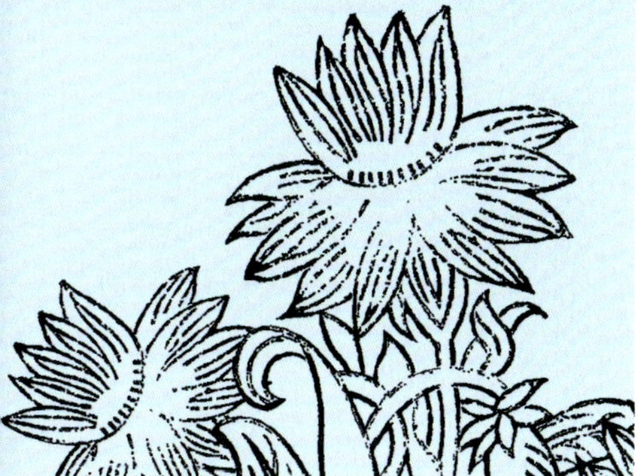

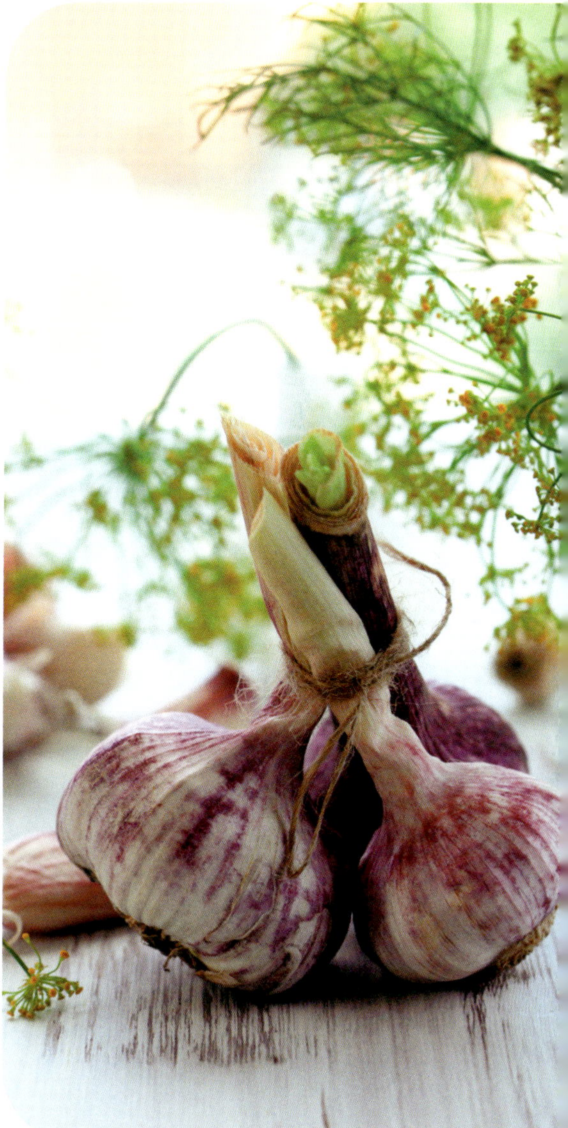

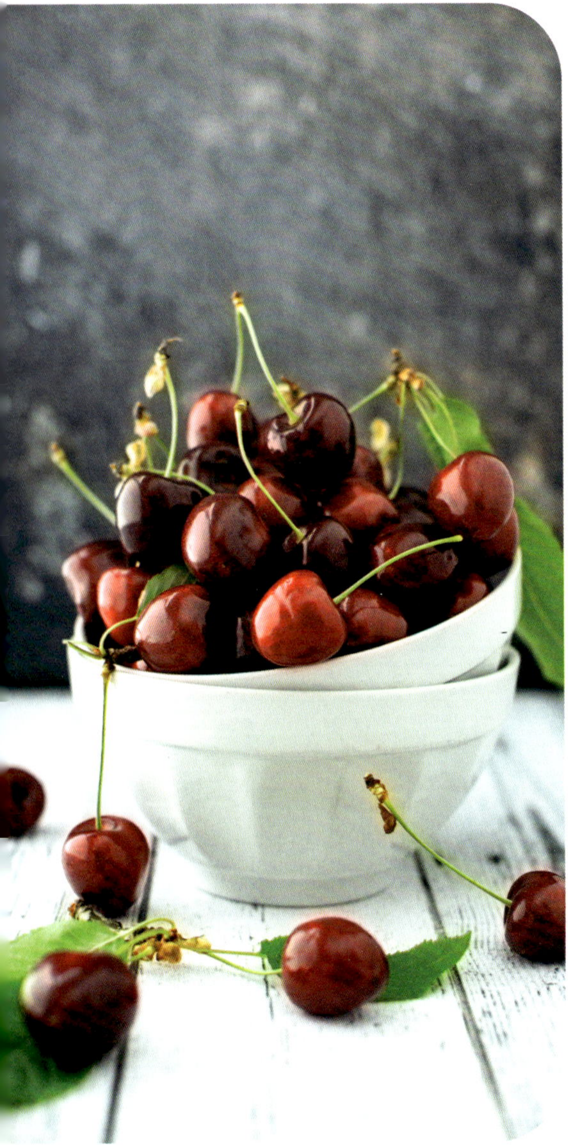

Ernährungsempfehlungen für die Pitta-Konstitution

OBST

Empfehlenswert:

Süße Trauben, süße Äpfel, Birnen, Melonen, Mangos, Feigen, Datteln, süße Beeren, Granatäpfel.

Weniger empfehlenswert:

Alle Zitrusfrüchte außer Zitronen (da sie den Stoffwechsel harmonisieren und die Leberfunktion anregen), saure Äpfel, Erdbeeren, Ananas, Pfirsiche, Bananen.

GEMÜSE

Empfehlenswert:

Alle Gemüsesorten, besonders grüne und gelbe; Spargel, Rosenkohl, Weißkohl, Blumenkohl, Brokkoli, Erbsen, Sellerie, Kartoffeln, Pilze, Zucchini, grüne Bohnen, Gurken, Endivien, Kürbis, gelegentlich Spinat und Auberginen, Zwiebeln nur gedünstet/gekocht.

Weniger empfehlenswert:

Rettich, Lauch, rohe Zwiebeln, unreife Tomaten, Rote Bete, Knoblauch und alle scharfen Gemüsesorten.

GETREIDE

Empfehlenswert:

Basmatireis, Gerste, Hafer gekocht, Reis, Weizen, Dinkel.

Weniger empfehlenswert:

Roggen, Mais, Vollkornreis, Hirse.

GEWÜRZE

Empfehlenswert:

Kardamom, Koriander, Kurkuma, Minze, Melisse, Safran, Rosenwasser, Dill, Fenchelsamen, nicht raffiniertes Stein- oder Kräutersalz, Zimt.

Nicht empfehlenswert:

Oregano, Asafoetida, Rosmarin, Majoran, Tamarinde, Anis, Thymian, Muskatnuss, Basilikum, schwarzer Pfeffer, Paprika, Nelken, Ingwer, Salbei, Knoblauch, Bockshornkleesamen, Cayennepfeffer, Chili, Senf.

TIERISCHE PRODUKTE/EIWEISSTRÄGER

Empfehlenswert:

Ghee, Kokosnuss, verdünnter Joghurt (z. B. 200 g Joghurt mit 300 ml Wasser vermischt), Hülsenfrüchte, Linsen, Mungobohnen, Kichererbsen, Fisch und Geflügel.

Weniger empfehlenswert:

Sehr würzige, salzige Hartkäsesorten, Kefir, Buttermilch, Joghurt pur, Meeresfrüchte.

SÜSSUNGSMITTEL

Empfehlenswert:

Zuckerrübensaft, Ahornsirup, Fruchtzucker.

Weniger empfehlenswert:

Honig, Jaggery, Melasse.

Vermeiden:

Weißen Zucker.

ÖLE

Empfehlenswert:

Sonnenblumenöl, Olivenöl, Ghee.

Weniger empfehlenswert:

Distelöl, Maisöl, Mandelöl, Sesamöl, Aprikosenkernöl.

GESCHMACKSRICHTUNGEN

Empfehlenswert:

Süß, bitter, herb.

Vermeiden:

Salzig, scharf, sauer.

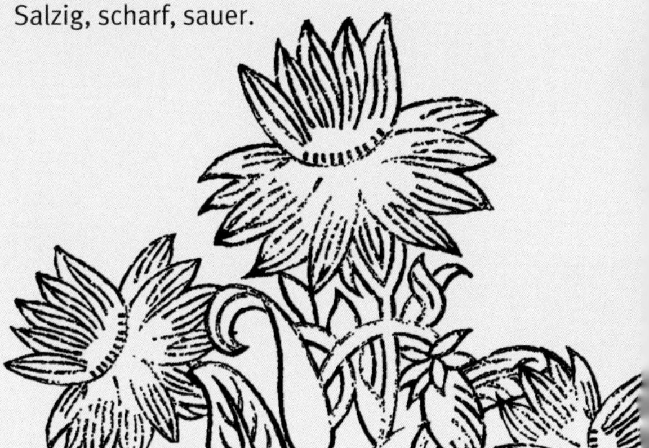

Ernährungsempfehlungen für die Kapha-Konstitution

OBST

Empfehlenswert:

Äpfel, Birnen, Trockenobst, Beeren, Mangos, Pfirsiche.

Weniger empfehlenswert:

Bananen, Trauben, Papayas, Melonen, sehr süße oder sehr saure Früchte.

GEMÜSE

Empfehlenswert:

Spinat, Rettich, Spargel, Brokkoli, alle Kohlsorten, Karotten, Blattgemüse, Endivien, Knoblauch, Sellerie, Peperoni, grüne Bohnen, Radieschen, Paprika, Petersilie, Auberginen, frische Keimlinge, Zwiebeln, Lauch, Kartoffeln.

Weniger empfehlenswert:

Zucchini, Tomaten, Kürbis, Süßkartoffeln, Gurken.

GETREIDE

Empfehlenswert:

Gerste, Mais, Buchweizen, Roggen (Brot am besten geröstet oder getoastet), Hirse, Amaranth, Quinoa, Basmatireis.

Weniger empfehlenswert:

Reis, Hafer, Weizen.

GEWÜRZE

Empfehlenswert:

Alle Gewürze, besonders bittere und scharfe: Kurkuma, Bockshornkleesamen, Knoblauch, Chili.

Weniger empfehlenswert:

Salz.

TIERISCHE PRODUKTE/EIWEISSTRÄGER

Empfehlenswert:

Kefir, verdünnter Joghurt (z. B. 200 g Joghurt mit 400 ml Wasser vermischt), gedünsteter Seefisch, Schafskäse, Kichererbsen, Ghee.

Weniger empfehlenswert:

Milch, Sahne, Butter, fetter Weichkäse, salziger Hartkäse, schwer verdauliche Hülsenfrüchte (braune Linsen, weiße Bohnen).

SÜSSUNGSMITTEL

Empfehlenswert:

Honig.

Weniger empfehlenswert:

Alle anderen.

Vermeiden:

Weißen Zucker und außer Honig alle anderen Süßungsmittel.

ÖLE

Empfehlenswert:

Sonnenblumenöl, Olivenöl, Ghee – alles in geringen Mengen.

Weniger empfehlenswert:

Gebratenes Fett allgemein.

GESCHMACKSRICHTUNGEN

Empfehlenswert:

Bitter, herb, scharf.

Vermeiden:

Süß, sauer, salzig.

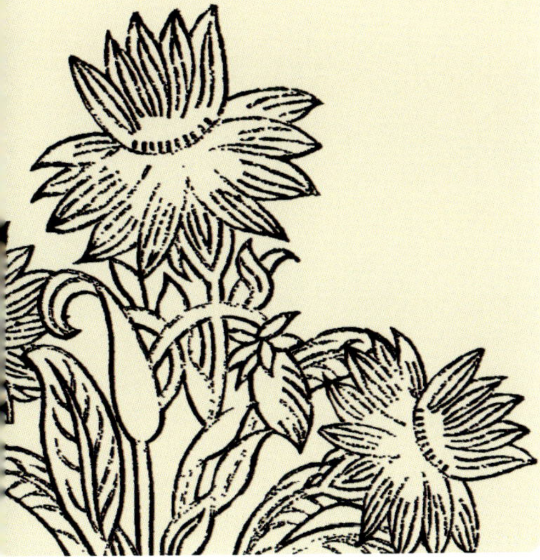

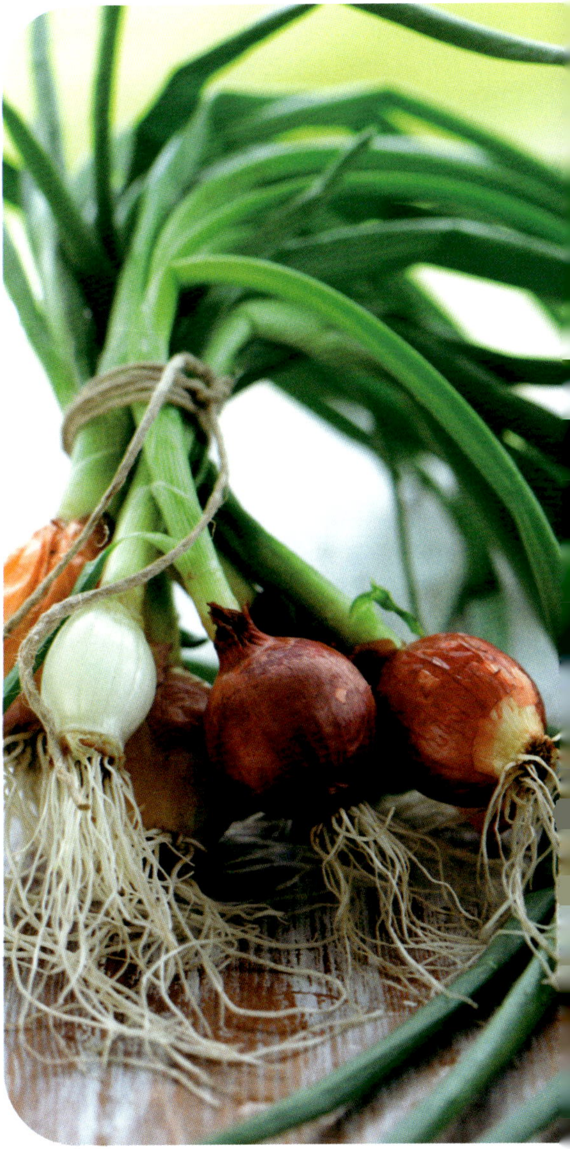

Gewürze als Therapeutikum

Da der Verdauung in der ayurvedischen Gesundheitslehre eine zentrale Bedeutung zukommt, gilt unser Bemühen vor allem der Stärkung von Agni. Eines der wirkungsvollsten Mittel, um die Verdauungskraft anzuregen, ist die Kunst des richtigen Würzens. Da ein direkter Zusammenhang zwischen Geschmacksempfindung, Appetit und Verdauungskraft besteht, sind mangelnde Geschmacksempfindung und Appetitlosigkeit immer ein Hinweis auf ein geringes Verdauungsfeuer, Giftstoffe im Körper und Krankheit.

Um Agni zu stärken und Krankheiten zu beseitigen, ist es notwendig, unsere Geschmacksempfindung zu verbessern. Dies können wir durch das richtige Einsetzen der Gewürze erreichen. In diesem Kapitel beschreiben wir daher einige wichtige Gewürze, die man auch hierzulande kaufen kann. Darüber hinaus gibt es natürlich viele weitere interessante Heilpflanzen und Gewürzmischungen.

Generell werden die Samen vor der Verwendung immer in Öl oder Ghee geröstet. Das ätherische Öl in ihnen wird dadurch aktiviert und das Aroma an das Fett weitergegeben. Danach gibt man die pulverisierten Gewürze dazu.

Sollten Sie noch unsicher sein bei der Wahl und der Menge der einzelnen Gewürze, probieren Sie zuerst den Gewürzfond, bevor Sie das klein geschnittene Gemüse hinzufügen.

Die meisten Gewürze können großzügig verwendet werden. Das heißt, bei einem Gemüsegericht für eine Person kann jeweils ein gestrichener Teelöffel in den Gewürzfond gegeben werden. Ausnahmen sind extra vermerkt und natürlich auch Geschmackssache.

ZEICHENERKLÄRUNG

V steht für Vata,
P steht für Pitta,
K steht für Kapha.

- bedeutet, dass die genannte Bioenergie durch dieses Gewürz besänftigt wird,

+ bedeutet, dass die genannte Bioenergie durch dieses Gewürz erhöht wird.

Anis V-P+K-

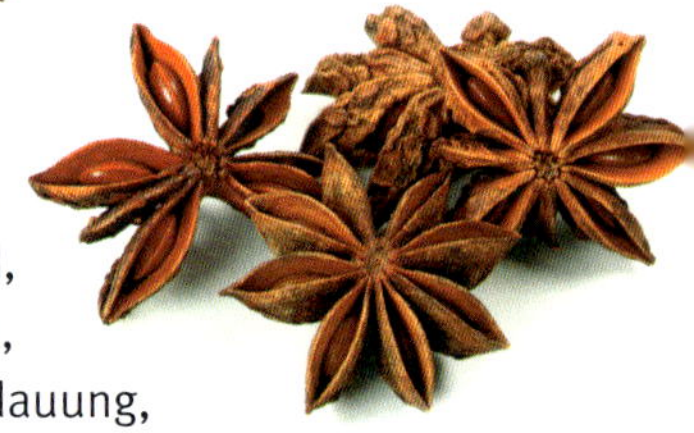

Wirkung:
abführend,
entwässernd,
schleimlösend,
fiebersenkend,
stärkt die Verdauung,

lindert Blähungen,
beruhigt den Darm,
günstig bei Magen- und Darmbrennen,
fördert den Schlaf.

Asafoetida (Hing, Teufelsdreck) V-P+K-

Ein aromatisches Harz, das aus den Stängeln verschiedener Fenchelsorten gewonnen wird. Es schmeckt nach Knoblauch, man riecht nach dem Verzehr aber nicht danach.

Achtung: Nur in kleinen Mengen verwenden!

Wirkung:
schleimlösend bei Asthma,
lindert Blähungen,
reinigt das Blut bei Hautkrankheiten,
starkes Mittel, um das Verdauungsfeuer anzuregen.

Bockshornkleesamen V-P+K-

Achtung: Nur in kleinen Mengen verwenden!

Wirkung:
stimulieren die Blut- und Haarzellenbildung,
reich an Vitamin B und Folsäure,
wirken Gewicht reduzierend,
tun gut bei Unterfunktion von Leber und Milz,
geeignetes Tonikum bei Schwächezuständen und Nervosität,
wirken wärmend und sind daher ideal für kälteempfindliche Menschen.

Curryblätter V+P-K-

Wirkung:
stärkend,
fiebersenkend,
regen Agni an,
helfen bei Erbrechen und Durchfall.

Fenchelsamen V-P-K-

Wirkung:
stärkt die Verdauung,
beruhigt den Darm,
löst Krämpfe,
vertreibt Blähungen,
beruhigt die Nerven,
fördert die Menstruation und die Milchbildung stillender Mütter,
nach dem Essen gekaut sorgt er für einen frischen Atem.

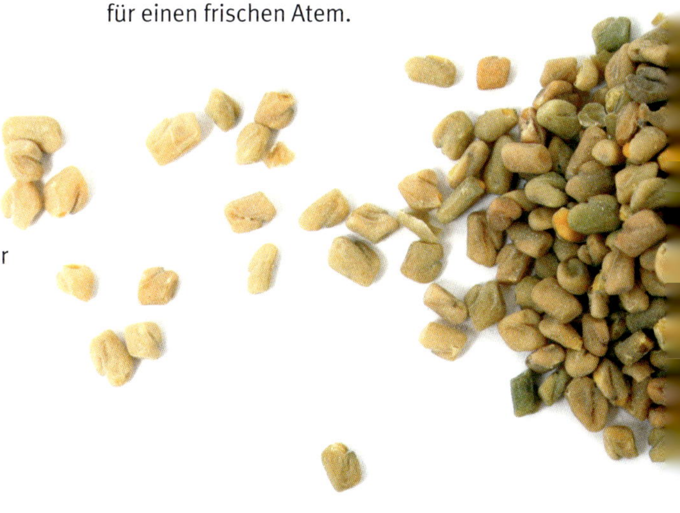

❦ Ingwer V-P+K-

Wirkung:
hemmt die Blutgerinnung und schützt vor Herzinfarkt (sparsam dosieren bei chronischen Herzbeschwerden),
senkt den Cholesterinspiegel,
senkt den Blutdruck,
lindert Übelkeit auf Reisen,
unterstützt die Verbrennung und die Befreiung von Giftstoffen,
fördert die Verdauung,
pflegt die Darmflora,
hilft bei verdorbenem Magen, Übelkeit und Brechreiz,
wirkt hervorragend bei Erkältungen,
frisch verwendet wirkt er abführend,
als Pulver lindert er Blähungen.

❦ Kardamom V-P-K-

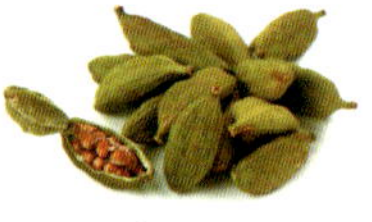

Wirkung:
schleimlösend,
hilft bei nervösen Verdauungsbeschwerden,
ausgezeichnetes Gehirntonikum,
für geistige Klarheit,
gutes Gedächtnis,
lindert Magenübersäuerung und Krämpfe,
hebt die negative Wirkung von Kaffee und schwarzem Tee auf.

❦ Knoblauch V-P+K-

Achtung: Bei Übersäuerung des Magens nur vorsichtig verwenden!
Wirkung:
verjüngend,
cholesterinsenkend,
reinigt das Blut und das Lymphsystem,
harmonisierende Wirkung bei zu hohem Blutdruck,
wirkt therapieunterstützend bei Herzerkrankungen,
beruhigt bei Neigung zu Hysterie,
fördert das »Geerdetsein«.

❦ Koriander V-P-K-

Wirkung:
krampflösend,
entwässernd,
unterstützt Agni,
stärkt den Körper,
hat eine wohltuende Wirkung auf das Herz,
die im Samen enthaltenen Öle helfen bei der Verdauung von stärkehaltigen Speisen und Wurzelgemüse.

❦ Kreuzkümmel (Cumin) V-P+K-

Wirkung:
entgiftend,
reinigt das Blut,
lindert Blähungen,

stärkt Leber, Darm, Nieren und Gebärmutter,
ausgezeichnetes mildes Tonikum für das Verdauungssystem,
reguliert die Darmflora.

Kurkuma (Gelbwurz, indischer Safran) V-P-K-

Wirkung:
blutreinigend,
harntreibend,
nervenstärkend,
entzündungshemmend,
natürliches Antibiotikum, das die Verdauung und die Darmflora stärkt,
verleiht Energie und Wärme,
regt Leberfunktion und Gallenfluss an,
unterstützt die Eiweißverdauung,
ausgezeichnetes Hauttonikum.

Muskatnuss V-P+K-

Achtung: Muskatnuss nur in kleinen Prisen verwenden.
Wirkung:
schleimlösend,
regt die Leberfunktion an,
hilft bei verdorbenem Magen, Übelkeit und Brechreiz,
normalisiert den Stuhl.

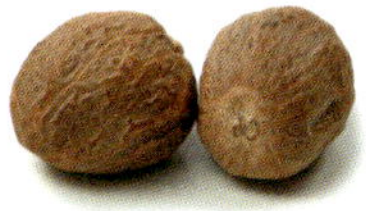

Schwarzer Pfeffer V-P+K-

Achtung: Pfeffer nicht in Ghee rösten, sondern das Essen damit abschmecken!
Wirkung:
entwässernd,
entzündungshemmend,
leicht fiebersenkend,
schleimlösend,
lindert Blähungen,
regt den Gallenfluss an.

Senfsamen V- P+K-

Achtung: Die Samen immer im Fett anrösten, bis sie platzen!
Wirkung:
verdauungsfördernd,
fiebersenkend,
entzündungshemmend,
lindern Blähungen,
wohltuende Wirkung bei Gicht und Arthritis.

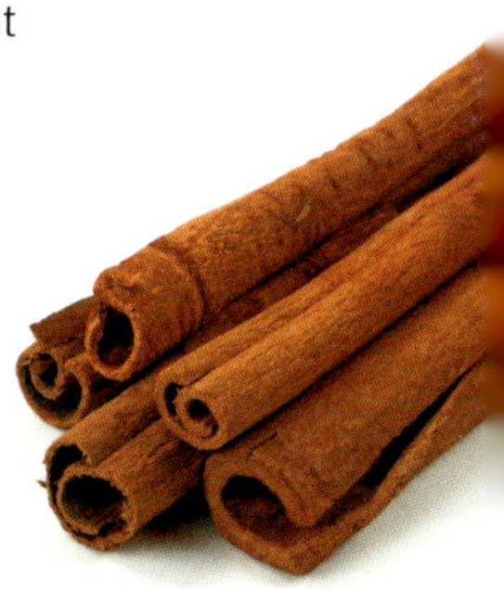

Zimt V-P-K-

Wirkung:
blutreinigend,
regt die Darmtätigkeit an,
reinigt den Darm,
stärkt die Immunabwehr,
fördert die Gedächtniskraft.

Die Panchakarma-Kur

Die Methode des ayurvedischen Heilfastens basiert auf der Entgiftung des Organismus, der Anregung der Verdauungskraft und des Stoffwechsels. Durch das einfache Konzept bietet das Heilfasten auch im Alltag einen sanften Weg des Entschlackens und ist auch, wenn wir arbeiten, gut durchführbar.
Darüber hinaus bietet der Ayurveda eine besondere Form der inneren Reinigung, die Panchakarma-Kur, auf die wir in diesem Kapitel hinweisen möchten. Sie wird anstelle des ayurvedischen Heilfastens empfohlen, wenn z. B. ernsthafte Erkrankungen vorliegen. Sie trägt dazu bei, Krankheitsursachen erfolgreich zu beseitigen, und verschafft neue Vitalität, Leistungsfähigkeit und Lebensfreude. Keine andere medizinische Lehre dieser Welt weist ein vergleichbar einfaches, wirkungsvolles und tief greifendes System zur sanften und dauerhaften Entschlackung auf.
Die Panchakarma-Kur darf nur unter Aufsicht von Fachkräften durchgeführt werden. Sie wird individuell, unter Berücksichtigung der Konstitution und des momentanen Befindens, auf den Patienten abgestimmt. Eine konstante Betreuung und Beobachtung muss gewährleistet sein, um Medikation und Therapie jederzeit an den Zustand des Patienten anpassen zu können. Die Panchakarma-Kur wird nicht bei jedem vorgenommen. Für Kinder ist das Verfahren beispielsweise nicht geeignet.
Als prophylaktische Maßnahme sollte die Panchakarma-Kur mindestens zwei Wochen durchgeführt werden, bei ernsthaften Erkrankungen drei bis vier Wochen.

Die fünf Maßnahmen der Panchakarma-Kur:

Pancha heißt »fünf« und Karma bedeutet »Handlung«. Panchakarma heißt also: »die fünf Handlungen«. Es handelt sich dabei um fünf präventive und heilende Maßnahmen der Körperreinigung, die eventuelle Dosha-Störungen des Körpers ausgleichen.

DIE FÜNF MASSNAHMEN SIND:

VIRECHANA – abführende Maßnahmen

NASYA – Nasenschleimhauttherapie

VASTI – Darmeinlauf

VAMANA – therapeutisches Erbrechen

RAKTAMOKSHA – Aderlass

Der Arzt bestimmt die Art und Anzahl der Anwendungen entsprechend Konstitutionstyp, Anamnesegespräch und Untersuchungsergebnis. Während der Behandlung sollten bestimmte Diätvorschriften eingehalten werden, die vom Arzt festgelegt werden.

Eine Panchakarma-Kur setzt bei vielen Menschen unterschwellige Wahrnehmungen und Emotionen frei. Daher eignet sich dieser Zeitraum gut, alte Probleme aufzuarbeiten und inneren Frieden zu finden. Begonnen wird die Panchakarma-Kur nach der Arztkonsultation mit Snehanam, das ist die innere Ölbehandlung. Zwei bis vier Tage lang wird morgens auf nüchternen Magen Ghee oder Sesamöl verabreicht. Snehanam bereitet entweder auf Vamana (therapeutisches Erbrechen) oder Virechana (Abführen) vor.

Für den Abführungsprozess des Virechana werden bestimmte ayurvedische Kräuter als Abführmittel verabreicht. Heißes Wasser und Reissuppen unterstützen die Wirkung.

Nasya beinhaltet die Einführung von Heilmitteln durch die Nase. Bei dieser Methode werden Kopf- und Nackenbereich gereinigt.

Vasti, die dritte Handlung im Panchakarma, besteht aus der Darmreinigung mit Einlauf oder Klistier. Auch hier kommen Öle zum Einsatz oder spezielle Kräutersude.

Vamana ist das therapeutische Erbrechen, herbeigeführt durch Heilkräuter. Um Vamana durchzuführen, sind strenge Vorbereitungsmaßnahmen zu befolgen. Vamana wird nur bei schweren chronischen Erkrankungen durchgeführt und setzt eine mindestens vierwöchige Kur voraus.

Raktamoksha, die fünfte Handlung im Panchakarma, wird ebenfalls nur in speziellen Fällen durchgeführt. Raktamoksha ist eine Methode, die nur noch sehr selten praktiziert wird, und umfasst die Reinigung des Blutes mithilfe von Blutegeln, die Einnahme von blutreinigenden Kräutern und Aderlass.

Unterstützt wird der Reinigungsprozess der Panchakarma-Kur durch weitere ayurvedische Maßnahmen:

Swedana versteht das Schwitzen oder das Dampfbad als eine therapeutische Maßnahme, die nach der Ganzkörpermassage oder einer Öleinreibung angewandt wird. Durch das Schwitzen öffnen sich die Schleusen der Haut, die toxischen und dadurch krank machenden Doshas schmelzen und eine zum Verdauungstrakt hinführende Bewegung wird erzeugt.

Bei Shirodara, dem Stirnölguss, fließt ein feiner Ölstrahl gleichmäßig auf die Stirn, während man sich in einer entspannten Rückenlage befindet. Shirodara wird begleitend zur Panchakarma-Kur angewendet, um den Geist zu beruhigen und die Sinnesorgane zu erfrischen. Außerdem wird er bei verschiedenen Kopferkrankungen therapeutisch eingesetzt.

Abhyanga ist die klassische ayurvedische Ganzkörperölmassage, die wir bereits auf S. 30 beschrieben haben. Sie lindert oder befreit von Müdigkeit, Abgespanntheit sowie Verspannung und wirkt verjüngend auf alle Körpergewebe. Diese Massage kräftigt die Muskulatur und die Gelenke, sie stärkt die Nerven und die Haut, indem sie die zahlreichen feinen Körperkanäle (Srotas) öffnet, um Ansammlungen von Giftstoffen über die Haut abzutransportieren. Darüber hinaus unterstützt Abhyanga die Ausleitung festsitzender innerer Körpergifte über Magen und Darm mit den Panchakarma-Maßnahmen Virechana, Vamana oder Vasti. Das Massageöl wird individuell unter Berücksichtigung des Krankheitsbildes des Patienten ausgewählt.

Die Thermomassage ist von der Wirkung her dem Dampfbad (Swedana) ähnlich. Beide beruhigen das jeweils erhöhte Dosha, doch wirkt die Thermomassage in anderer Weise auf den Körper ein. Die

Übertragung der Wärme erfolgt durch das Abklopfen und Abreiben des Körpers mit Packungen, die mit gekochtem roten Reis gefüllt und mit Kräutern angereichert sind.

Die Inhalation hat den größten Effekt auf die Körpergewebe im Kopf und in der Kopfregion. Sie befreit von entzündlichen Prozessen und löst den Schleim, der immer wieder zu Krankheitsbildern wie Erkältung, Nasenverstopfung und Sinusitis (Nebenhöhlenentzündung) führt. Chronisch entzündetes Gewebe wird gereinigt, neu aufgebaut und gestärkt. Erneute krankhafte Attacken im Kopfbereich werden seltener oder kommen gar nicht mehr vor.

Für Kräuterbäder werden der Indikation entsprechende frische oder getrocknete Kräuter ausgewählt. Auch diese begleitende Maßnahme zur Panchakarma-Kur trägt dazu bei, Körpergifte auszuleiten.

Akshitarpana ist eine ayurvedische Augenbehandlung, bei der Flüssigkeiten oder Öle in die Augen eingeflößt werden. Diese Therapie verbessert das Sehvermögen, sie heilt und stärkt die Augen.

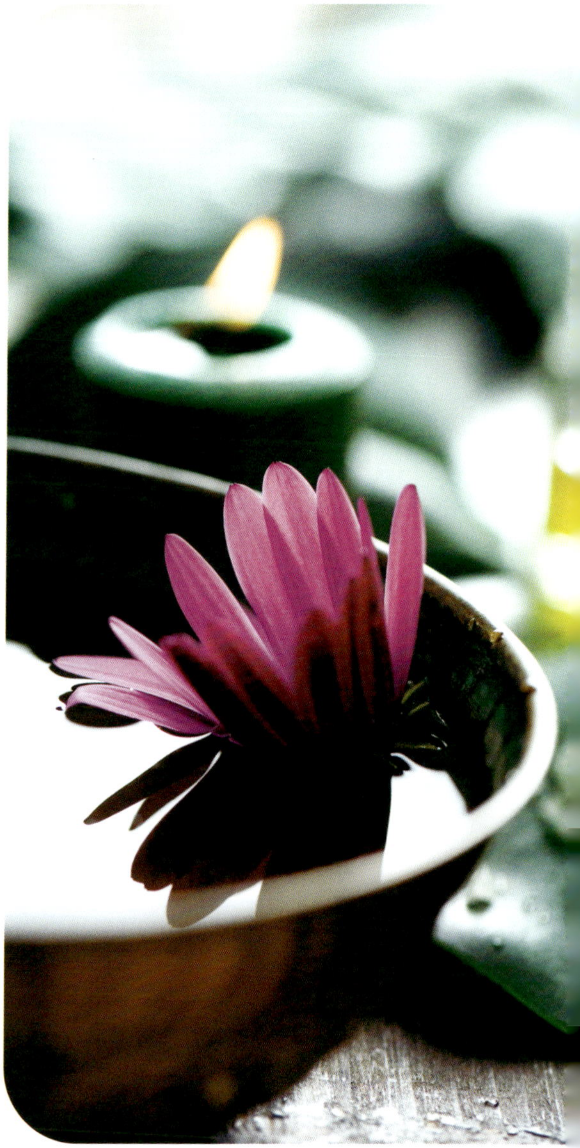

ANHANG

Glossar

Im Folgenden finden Sie eine Übersicht von A–Z über die im Text benutzten Sanskrit-Fachausdrücke, inklusive einer kurzen Erläuterung. Unterschiedliche Autoren benutzen verschiedene Schreibweisen. Wir haben uns bei der Verwendung im Wesentlichen an unseren Lehrern orientiert.

Abhyanga	Klassische ayurvedische Ölmassage.
Agni	Agni heißt »Feuer« und steht im Ayurveda für das natürliche Verdauungsfeuer des Körpers, das den Stoffwechsel beherrscht.
Akshitarpana	Ayurvedische Augenbehandlung.
Ama	Gifte und Schlacken; sie sind die Wurzel aller Krankheiten. Es handelt sich um die nicht ausgeschiedenen Stoffwechsel-ablagerungen in den Zellen und die abgelagerten Verschmutzungen in den Srotas, den feinen Körperversorgungskanälen.
Ayurveda	Ganzheitliche Gesundheitslehre aus Indien. Ayus heißt »das Leben« und Veda bedeutet »Wissen«.
Bhutagni	Elementfeuer mit Sitz in der Leber.
Dhatuagni	Gewebefeuer; ist für den Gewebestoffwechsel verantwortlich.
Dosha	Bioenergie; die drei Bioenergien heißen Vata, Pitta und Kapha.
Guna	Eigenschaften der Substanzen.
Jatharagni	Zentrales Verdauungsfeuer.

Kapha	Eine der drei Bioenergien, gebildet aus Wasser und Erde.
Marma	Die Marma-Punkte sind wie die Akupunktur-Punkte wichtige Druckpunkte auf dem Körper. Durch Massage dieser Punkte können Körperfunktionen angeregt bzw. beruhigt werden.
Nasya	Eine der fünf Handlungen des Panchakarma; Nasenschleimhauttherapie.
Panchakarma	»Die fünf Handlungen«; wirkungsvolle ayurvedische Reinigungskur.
Pancha Maha Bhuta	Die fünf Elemente: Luft, Äther, Feuer, Wasser und Erde.
Pitta	Eine der drei Bioenergien, gebildet aus Feuer und einem geringen Anteil Wasser.
Prabhava	Besondere oder zusätzliche Wirkung einer Substanz.
Raktamoksha	Eine der fünf Handlungen des Panchakarma; Aderlass.
Rasa	Geschmack. Es gibt sechs Geschmacksrichtungen: herb, bitter, scharf, salzig, sauer und süß.
Rishis	Seher der Weisheit; den Rishis wurden der Legende nach die Veden offenbart.
Sanskrit	Sanskrit heißt »zusammengefügt«, »zusammengesetzt« und war einst die Hochsprache im alten Indien.
Shirodara	Stirnölguss.
Snehanam	Innere Ölbehandlung.
Srotas	Körperversorgungskanäle; sie durchziehen den ganzen Körper, tragen dazu bei, den Organismus sauber zu halten, und versorgen Gewebe und Organe mit Nahrung.

Swedana	Swedana bedeutet »schwitzen«. Gemeint ist das Dampfbad nach einer Ölmassage.
Vamana	Eine der fünf Handlungen des Panchakarma; therapeutisches Erbrechen.
Vasti (oder auch Basti)	Eine der fünf Handlungen des Panchakarma; Darmeinlauf.
Vata	Eine der drei Bioenergien, gebildet aus Äther und Luft.
Veden	Die ältesten schriftlichen Aufzeichnungen indischen Wissens.
Vipaka	Energie nach der Verdauung.
Virechana	Eine der fünf Handlungen des Panchakarma; abführende Maßnahmen, die Pitta ausleiten.
Virya	Energie einer Substanz vor der Verdauung.

Dank

Wir bedanken uns ganz herzlich bei unseren Teilnehmern der Fastengruppen, die uns mit ihrem positiven Feedback zu diesem Buch angeregt haben und uns auch an ihren »inneren« Prozessen teilhaben ließen.
Immer wieder finden wir »Heimat«, Erholung und neue Erfahrungen im Surya Lanka Ayurveda Beach Resort auf Sri Lanka. Danke deshalb auch an Sunil und Lorraine Siyaguna und ihr Ayurveda-Team. An diesem Ort wird Ayurveda authentisch vermittelt und gelebt. Nur deshalb konnte dieses Buch entstehen.

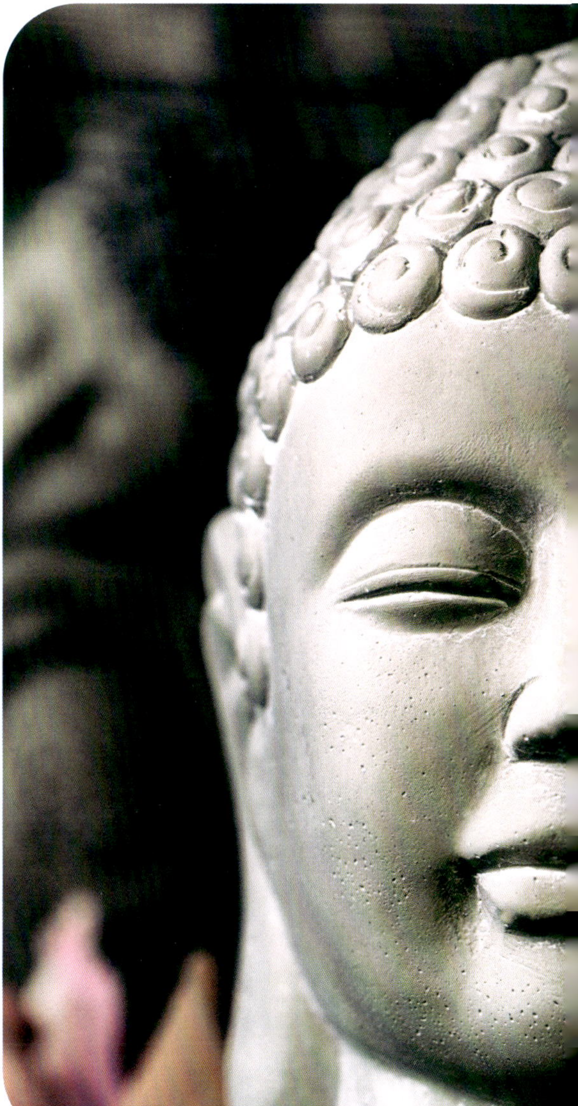

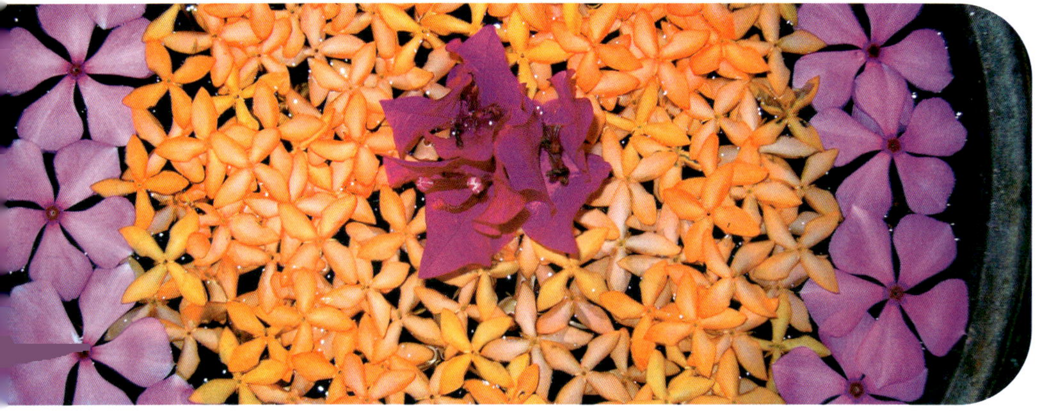

Adressen und praktische Hinweise

Schüssler-Salze, Globuli, basisches Badesalz und basische Strümpfe erhalten Sie in der Apotheke.

Vielfältige Produkte rund um Ayurveda finden Sie hier:
SAT NAM EUROPE
Ringstraße 98
64823 Groß-Umstadt
Tel. +49(0)6078-789060
info@satnam.eu
www.satnam.eu
www.mantradownload.com

Sollten Sie sich für eine Panchakarma-Kur oder einen Ayurveda-Urlaub interessieren, empfehlen wir das Surya Lanka Ayurveda Beach Resort auf Sri Lanka:

Surya Lanka Ayurveda Beach Resort
Talalla, Matara; Sri Lanka
Reservierungen/Anfragen:
Surya Lanka Ayurveda Beach Resort
Colombo Office
75/1 Barnes Place
Colombo 7
Sri Lanka
Tel. 0094-11-2667039
Fax 0094-11-2693506
globejeter@eureka.lk
www.suryalanka.com

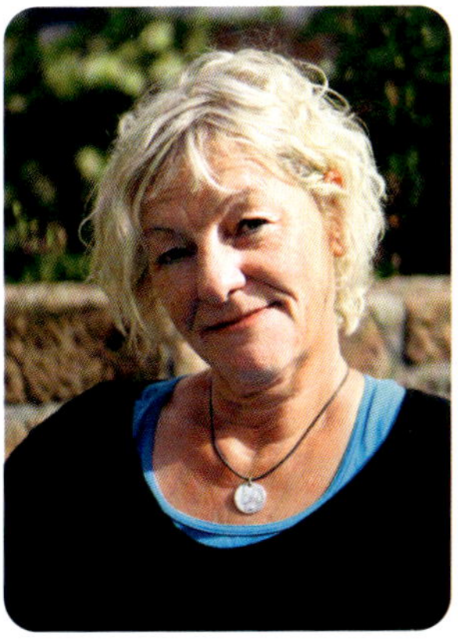

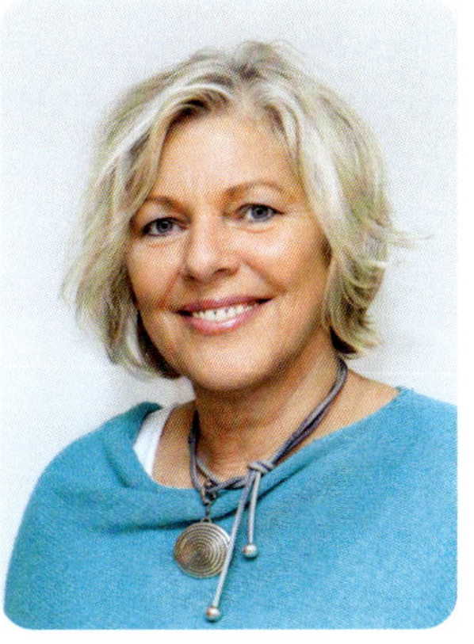

Die Autorinnen

Ellen Ertner ist Heilpraktikerin, Clinische Ayurveda Spezialistin (CAS) und Yogalehrerin (DYL). In der Praxis arbeitet sie mit dem Schwerpunkt Körpertherapie, systemisch-imaginativer Aufstellungsarbeit, ayurvedischer Ernährungs- und Konstitutionsberatung, Fasten nach Ayurveda und Yogatherapie.

Traudel Ertner ist Heilpraktikerin mit einer eigenen Schule für die Aus- und Fortbildung von Heilpraktikern.
In der Praxis arbeitet sie mit dem Schwerpunkt systemisch-imaginativer Aufstellungsarbeit, Hormonberatung und BioLogischem Heilwissen.

Seit 2001 sind sie in gemeinschaftlicher Praxis in Groß-Umstadt tätig.

www.Ertner.eu

Register

Bildnachweis
Mit 1 Farbfoto von pixabay (S. 7), 1 Farbfoto von istockphoto/urbazon (S. 9), 1 Farbfoto von istockphoto/GMVozd (S. 23), 1 Farbfoto von istockphoto/marekuliasz (S. 27), 1 Farbfoto von Christian Jung (S. 28), 1 Farbfoto von pixabay (S. 31), 1 Farbfoto von istockphoto/barmalini (S. 36), 8 Farbfotos von sarsmis (S. 38, 50, 54, 66, 69, 78, 111 und 115), 1 Farbfoto von istockphoto/Mariha-kitchen (S. 40), 7 Farbfotos von Marius Reining (S. 42, 44, 48, 52, 56, 60 und 131 links), 1 Farbfoto von istockphoto/Olha_Afanasieva (S. 46), 1 Farbfoto von Robert Keenan (S. 58), 1 Farbfoto von istockphoto/Rocky89 (S. 63), 1 Farbfoto von istockphoto/ margouillatphotos (S. 65), 1 Farbfoto von istockphoto/Pinkybird (S. 71), 1 Farbfoto von istockphoto/ knape (S. 76), 1 Farbfoto von istockphoto/Tom Merton (S. 81), 1 Farbfoto von Eva Katalin (S. 85), 1 Farbfoto von lynnebeclu (S. 89), 1 Farbfoto von Danel (S. 94), 1 Farbfoto von istockphoto/Berk Ucak (S. 99), 1 Farbfoto von istockphoto/ Dannko (S. 101), 1 Farbfoto von istockphoto/ sveta_zarzamora (S. 105), 1 Farbfoto von istockphoto/ annata (S. 109), 1 Farbfoto von istockphoto/ gaffera (S. 112), 3 Farbfotos von Elena Schweitzer (S. 116, 118 und 119), 1 Farbfoto von Lasse Kristensen (S. 117), 1 Farbfoto von Liv Friis-larsen (S. 123), 1 Farbfoto von istockphoto/Kerrick (S. 129), 1 Farbfoto von Ellen Ertner (S. 130) und 1 Farbfoto von Verena Scholze (S. 131 rechts).

Umschlaggestaltung von Claudia Geffert unter Verwendung einer Illustration von shutterstock/popovartem.com.

Mit 60 Farbfotos.

Alle Angaben in diesem Buch erfolgen nach bestem Wissen und Gewissen. Sorgfalt bei der Umsetzung ist indes dennoch geboten. Der Verlag und der Autor übernehmen keinerlei Haftung für Personen-, Sach- oder Vermögensschäden, die aus der Anwendung der vorgestellten Materialien, Methoden oder Informationen entstehen könnten.

Unser gesamtes Programm finden Sie unter **kosmos.de/nymphenburger**

FSC
www.fsc.org
MIX
Papier | Fördert gute Waldnutzung
FSC® C084279

Gedruckt auf chlorfrei gebleichtem Papier

Aktualisierte Ausgabe

ISBN 978-3-96860-070-3
Redaktion: Monika Riedlinger-Sinanmis
Gestaltung und Satz: Satzwerk Huber, Germering
Produktion: Kim Kanstinger
Druck und Bindung: Print Consult GmbH, München
Printed in Slovakia / Imprimé en Slovaquie